中医护理技术

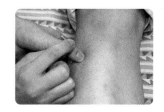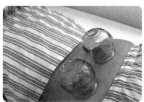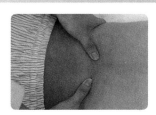

主　编　杨晓玮　岳树锦

副主编　丁富平　权晓玲　张玉芳　苏春香

编　者　（以姓氏笔画为序）

丁富平　马伟光　王艳华　王丽丽　冯　然

权晓玲　许慧荣　刘永彬　杨晓玮　杨翔宇

张玉芳　苏春香　陆海英　肖雯晖　吴晨曦

岳树锦　戴　雪

人民卫生出版社

图书在版编目（CIP）数据

中医护理技术/杨晓玮,岳树锦主编.—北京:人民卫生出版社,2014

（临床护理技术图解丛书）

ISBN 978-7-117-19016-9

Ⅰ.①中…　Ⅱ.①杨…②岳…　Ⅲ.①中医学-护理学　Ⅳ.①R248

中国版本图书馆 CIP 数据核字(2014)第 127437 号

| 人卫社官网　www.pmph.com | 出版物查询，在线购书 |
| 人卫医学网　www.ipmph.com | 医学考试辅导，医学数据库服务，医学教育资源，大众健康资讯 |

中医护理技术

主　　编：杨晓玮　　岳树锦

出版发行：人民卫生出版社(中继线 010-59780011)

地　　址：北京市朝阳区潘家园南里 19 号

邮　　编：100021

E - mail：pmph @ pmph.com

购书热线：010-59787592　010-59787584　010-65264830

印　　刷：北京盛通印刷股份有限公司

经　　销：新华书店

开　　本：787×1092　1/16　　印张：5

字　　数：128 千字

版　　次：2014 年 9 月第 1 版　2014 年 9 月第 1 版第 1 次印刷

标准书号：ISBN 978-7-117-19016-9/R·19017

定　　价：32.00 元

打击盗版举报电话：010-59787491　　E-mail：WQ @ pmph.com

（凡属印装质量问题请与本社市场营销中心联系退换）

出版说明

护理学是实践性非常强的学科。近年来，我国护理事业取得了长足发展，许多新理论、新技术、新设备已不断被应用到临床护理工作中。但由于受我国不同地区护理工作发展水平上不均衡、不同层次院校护理师资队伍的专业素养存在差异、相关教材更新周期较长等诸多因素的影响，目前我国尚无在范围上能较系统地覆盖各临床学科、在内容上体现出目前我国临床护理技术发展水平的实训教材及参考书。

在全国卫生职业教育研究发展基金（项目编号：09YB12）、国家自然科学基金（项目编号：81060361）、昆明学院配套经费的支持下，我们从全国知名高校、部分地区代表院校及医疗机构遴选了一批具有高度责任感、临床和教学经验丰富的专家，以《中国医学教育改革和发展纲要》为指导思想，按照我国现行护理操作技术规范，兼顾我国不同层次教学目标的要求，以操作流程图为主要形式，以必要的解剖谱图和关键操作要点为补充，以知识链接为相关内容拓展形式，规划并组织编写了《临床护理技术图解丛书》。本套丛书具有以下特点：①内容实用、前沿、全面、通用性好；②重视体现整体护理观；③力求彰显人文精神，突出健康教育；④形象直观、可读性强。

本套丛书分为10册，可作为护理学专业各层次技术实训教材、临床护理技术培训与考核的参考书。全套丛书由人民卫生出版社于2012年和2014年出版。

目　录

编委会

4

花 芸	苏春香	陆 华	陆海英	陈永凤	陈佳佳	陈晓莉	陈蓓婧
周君桂	周 怡	周明芳	周 莉	孟 玲	岳树锦	罗 丹	罗永梅
罗 姣	金冬梅	宫晓鸿	施宗平	胡健薇	胡 敏	赵冬梅	赵戎蓉
赵宏斌	钟璐颖	唐丽媛	唐 妍	徐庆鸿	徐 慧	郭 华	郭红霞
郭 峰	钱传云	陶庆兰	顾 玲	顾 莺	高云芬	高英丽	康 霞
梁红锁	符丽燕	黄文霞	黄建琼	黄俊华	黄雪花	龚巧鹭	龚 梅
储 奕	喻鹏铭	曾利辉	曾晓梅	曾 琳	曾 兢	游建平	程红缨
舒 婷	董 荔	董锐涛	蒋红英	蒋春燕	谢江英	谢国省	韩月红
韩春花	赖 力	雷 倩	廖安鹊	廖建梅	谭永琼	鲜继淑	潘蕴苏
戴 雪							

参编单位（按单位笔画排序）

上海中医药大学护理学院

上海中医药大学附属龙华医院

上海交通大学医学院附属上海儿童医学中心

上海交通大学护理学院

上海医药高等专科学校

山东中医药大学护理学院

广州中医药大学护理学院

广州中医药大学第一附属医院

广西医科大学第三附属医院

中山大学孙逸仙纪念医院

中国中医科学院望京医院

中国协和医科大学护理学院

云南省第一人民医院

云南省第二人民医院

北京大学护理学院

北京大学第一医院

北京中医药大学护理学院

北京中医药大学第一附属医院

北京中医药大学第三附属医院

北京协和医学院

四川大学华西口腔医院

四川大学华西医院

四川大学华西护理学院

四川中医药高等专科学校

四川省骨科医院

华中科技大学同济医学院附属同济医院

华中科技大学附属协和医院

成都中医药大学护理学院

曲靖市妇幼医院

西安交通大学医学院

西安医学院护理系

齐齐哈尔医学院护理学院

昆明市儿童医院

昆明市延安医院

昆明医学院第一附属医院

昆明医科大学

昆明学院医学院

武汉大学HOPE护理学院

武汉市妇幼儿童医疗保健中心　　　　首都医科大学附属宣武医院

武汉市精神卫生中心　　　　　　　　浙江中医药大学护理学院

南方医科大学南方医院　　　　　　　第三军医大学护理学院

南华大学附属南华医院　　　　　　　第三军医大学护理学院大坪医院

南京医科大学第一附属医院　　　　　第三军医大学护理学院西南医院

复旦大学医学院附属上海儿科医院　　第四军医大学西京学院

重庆市急救中心　　　　　　　　　　第四军医大学护理学院

重庆医科大学　　　　　　　　　　　温州医科大学

重庆医科大学第一附属医院

本册参编单位（按单位笔画排序）

广州中医药大学护理学院

广州中医药大学第一附属医院

上海中医药大学护理学院

上海中医药大学附属龙华医院

山东中医药大学护理学院

中国协和医科大学护理学院

中国中医科学院望京医院

云南中医学院第一附属医院

北京中医药大学护理学院

北京中医药大学第一附属医院

北京中医药大学第三附属医院

北京大学第一医院

成都中医药大学护理学院

浙江中医药大学护理学院

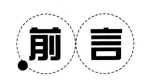

　　本书是《临床护理技术图解丛书》的中医护理技术分册。全书分为 12 章，介绍针刺法、灸法、拔罐法、刮痧法、穴位按摩法、耳穴压豆法、穴位贴敷法、湿敷法、中药泡足法、药熨法、中药离子导入法、蜡疗法 12 项常用中医护理技术。本书在内容编排上力求创新，首先介绍操作技术的目的、适应证和禁忌证，然后逐一介绍操作技术的步骤，每一个步骤配以彩色图片，清晰呈现各操作环节。另外，在每项操作技术阐述完后，增加相对独立的"知识拓展"内容，介绍临床上与该护理技术相关的知识点、新进展，突出实用性、可读性。

　　本书由来自北京中医药大学护理学院及其附属医院、昆明学院医学院、广州中医药大学护理学院及其附属医院、山东中医药大学护理学院、上海中医药大学护理学院及其附属医院、成都中医药大学护理学院、浙江中医药大学护理学院、中国协和医科大学护理学院、北京大学第一医院、中国中医科学院望京医院等单位的护理教育和中医护理临床专家共同编写而成。在编写过程中，各编者在繁忙的教学和临床工作之余，倾力写作，才使得本书得以顺利完成。在此对各编者及编者单位的支持表示感谢！

　　本书适用于各级医院的临床护理人员，尤其适用于在中医病房工作的护理同仁使用，可作为培训中医专科护士的参考教材。

　　尽管我们做了最大努力，但书中内容仍难免有疏漏和不足，殷切希望得到读者的批评指正，以便进一步修订完善。

杨晓玮　岳树锦

2014 年 5 月

目 录

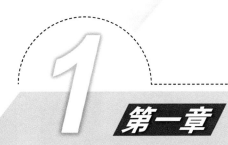

第一章

针 刺 法

技术一　毫针刺法

毫针刺法（filiform needle puncturing）是使用不同型号的毫针，通过一定的手法，刺激体表腧穴的一种治疗方法。

【目的】　用毫针刺激机体一定的部位，循经感传，激发机体的抗病能力，疏通经络，行气活血，调节脏腑，以达到扶正祛邪、防治疾病的目的。

【适应证】　内、外、妇、儿、五官科等多种病证，尤其是各种痛证，效果迅速而显著，如头痛、胁痛、胃脘痛、腰痛、痛经、牙痛、咽喉肿痛等。

【禁忌证】　孕妇腰骶部、下腹部；小儿囟门未合时的头顶部；皮肤有感染、溃疡、瘢痕或肿瘤的部位；有出血倾向者禁用。

【评估】

步骤	图示
1. 患者年龄、病情、既往史，女性患者应了解月经、是否妊娠等情况 2. 患者针刺部位的皮肤情况，对疼痛的耐受程度 3. 患者文化程度、目前心理状态、合作程度(图 1-1-1)	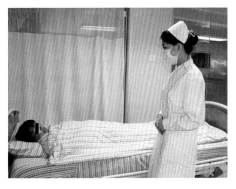 图 1-1-1　评估患者

【操作准备】

步骤	图示
1. 环境准备 环境整洁,光线明亮,温度适宜,注意遮挡 2. 物品准备 治疗盘内放针具(根据针刺部位选择合适的一次性毫针)、皮肤消毒液、无菌棉签、镊子、弯盘、利器盒、污物盒、医疗垃圾收集盒、治疗单等(图1-1-2)	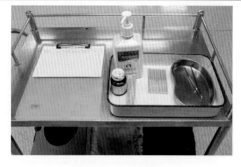 图1-1-2 针刺用物
3. 护士准备 衣帽整齐,洗手,戴口罩(图1-1-3) 4. 患者准备 核对患者基本信息,做好解释,以取得患者和(或)家属对执行该操作的知情同意及配合。嘱患者排空小便,协助患者取安全舒适体位	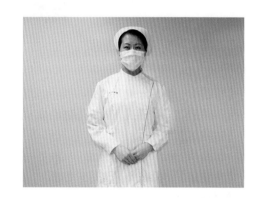 图1-1-3 护士准备

【操作程序】

步骤	图示
1. 松解患者衣着,充分暴露针刺部位,必要时床帘遮挡,正确选穴,注意保暖(图1-1-4)	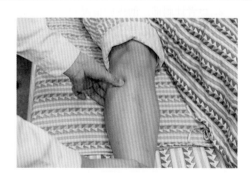 图1-1-4 确定穴位

续表

步骤	图示
2. 消毒穴位皮肤,再次核对医嘱(图 1-1-5)	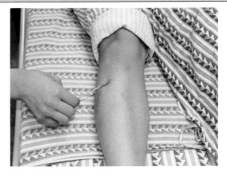 图 1-1-5　消毒皮肤
3. 以消毒的左手拇指端切按在穴位旁,右手持针,紧靠左手指甲面将针迅速刺入皮肤(图 1-1-6),此方法适用于短针的进针	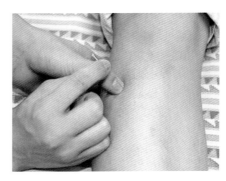 图 1-1-6　进针(指切进针法)
4. 通过提插法或捻转法使患者得气。提插法是将针刺入腧穴一定深度后,将针身提到浅层,再由浅层插到深层的操作方法。将针身由深层向上退到浅层为提,反之使针从浅层向下刺入深层为插。使局部产生酸、麻、胀、重的感觉,这种感觉可从局部向一定方向扩散、传导(图 1-1-7)	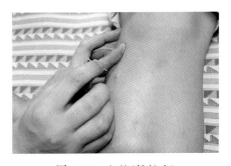 图 1-1-7　行针(提插法)
5. 留针 10～20 分钟(图 1-1-8)。留针时间应视患者针刺反应与体质而定,对一些慢性、顽固性、疼痛性、痉挛性疾病,可延长留针时间。留针期间可行针 1～2 次并注意观察患者的全身情况,若患者感到局部疼痛时,或出现头晕目眩、面色苍白、胸闷欲呕等晕针征象时,应及时出针	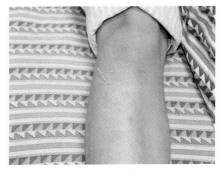 图 1-1-8　留针

续表

步骤	图示
6. 以左手持消毒干棉签轻轻按压在针孔周围的皮肤,右手持针柄作轻微捻转,并随势缓慢将针提至皮下(不可单手用力过猛),静留片刻,然后将针拔出。用消毒干棉签按压针孔,以防出血(图1-1-9)。清点毫针数目,以防遗漏	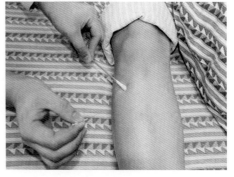 图1-1-9　出针
7. 后续处理 (1)协助患者穿衣,取舒适体位,整理床单位,告知注意事项,再次核对医嘱(图1-1-10) (2)按规定分类处理用物 (3)洗手,记录	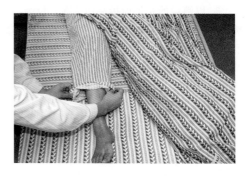 图1-1-10　整理衣着

【知识拓展】

针刺意外的处理及预防

1. 晕针　是指在针刺过程中患者出现头晕目眩、面色苍白、胸闷心慌,甚至晕厥的现象。

(1)临床表现:患者突然出现精神疲倦、头晕目眩、面色苍白、恶心欲吐、胸闷心慌、汗出肢冷、脉细弱,严重者可见神志昏迷、四肢厥冷、唇甲青紫、血压下降、二便失禁,脉微欲绝。

(2)原因:初次接受针刺治疗的患者精神紧张;素体虚弱或疲劳、饥饿;体位选择不当,操作者手法过重;治疗室空气不流通,闷热或室温太低。

(3)处理:立即停止针刺,将针全部起出,让患者平卧,注意保暖。轻者给予温开水或糖水等热饮,静卧片刻即可恢复;重者在上述处理的基础上,指掐或针刺人中、合谷、内关、足三里,也可灸百会、气海、关元,苏醒后休息片刻即可恢复。

(4)预防:对初次接受针刺治疗者、体弱及精神过度紧张者,应先做好解释,消除对针刺的顾虑,同时选择舒适的体位,选穴宜少,手法宜轻。对饥饿、疲劳者应先进食,休息后再行针刺治疗。注意室内通风,保持空气新鲜。针刺和留针过程中,随时观察患者的全身情况,及时发现晕针先兆并处理。

2. 滞针　是指针刺后出现针下异常紧涩,行针困难的现象。

(1)临床表现:针身在体内捻转、提插困难,严重时不能捻转、提插,也不能出针,针刺局部疼痛难忍。

（2）原因：患者精神紧张，毫针刺入后局部肌肉强烈收缩；行针时持续向单一方向捻针，导致肌纤维缠绕针身所致；留针时间太长，有时也会出现滞针。

（3）处理：消除患者紧张情绪，使肌肉放松；或在滞针腧穴附近，进行循按、弹击针柄；或在邻近部位再刺1～2针，以宣散气血，待肌肉松弛后再起针。如因单向捻针造成的滞针，应反向将针捻回，并用刮柄、弹柄法，使缠绕的肌纤维松解，即可消除滞针。

（4）预防：对精神紧张者，针刺前应做好解释工作，消除顾虑；操作方法要正确，行针时避免持续单向捻转。

3. 弯针　是指进针后针身在体内形成弯曲的现象。

（1）临床表现：针身出现弯曲，提插、捻转、出针均感困难，患者感到针刺处疼痛。

（2）原因：进针时用力过猛，或针尖碰到坚硬组织；针刺或留针过程中患者移动体位，或针柄受到外力压迫、碰撞；滞针后未作及时处理。

（3）处理：针身轻微弯曲，将针缓慢拔出；弯曲角度较大，应顺着弯曲的方向顺势将针退出。若针身弯曲不止一处，须视针柄扭转倾斜的方向，逐渐分段慢慢拔出。由体位改变引起者，应协助患者慢慢恢复原来的体位，使局部肌肉放松，再行退针。切忌强行拔针，以防断针。

（4）预防：操作者进针手法要熟练，指力要均匀轻巧，避免进针过猛、过快。患者体位要舒适，在留针过程中，嘱患者不要随意变换体位，注意保护针柄不受外力碰撞或压迫。及时处理滞针。

4. 断针　即折针，是指针刺过程中针身折断在患者体内。

（1）临床表现：行针时或出针过程中，发现针身折断，其断端部分针身尚露于皮肤之上，或断端全部没入皮肤之下。

（2）原因：针具质量欠佳，针身或针根有损伤、锈蚀、裂痕，针刺前未检查；行针时手法过猛、过强；留针时患者体位改变或针柄受到外力碰撞；滞针、弯针时未能及时地正确处理。

（3）处理：发现断针时要镇静，嘱患者不要移动体位，防止断针陷入深层组织。用血管钳或镊子夹住断端外露部分拔出。若断端与皮肤相平或稍凹陷于皮内，可用拇、示二指垂直轻压针孔旁皮肤，使断端显露后，用血管钳或镊子将断针拔出。若断针完全陷入肌肉深层时，应配合医生在X线下定位，手术取出。

（4）预防：认真检查针具，不符合要求的针具应剔除不用；针刺手法熟练、轻巧，不可强力猛刺；行针或留针时，嘱患者不要随意变换体位；针刺时勿将针身全部刺入腧穴，应留部分针身于皮肤之外；及时处理滞针、弯针。

技术二　穴位注射法

穴位注射法（point injection therapy）包括穴位注入空气、穴位注入血液（自血疗法）、穴位注入药液（水针疗法）等。临床上以水针疗法（fluid acupuncture therapy）最常见，即在穴位中进行药物注射，通过针刺和药物渗透，将对穴位的刺激和药理作用结合在一起，充分发挥其综合效能的一种治疗方法。

【目的】　利用带有长针头的注射器代替毫针刺入人体一定的穴位，"得气"后再施行手法，将一定数量的大分子液体注入穴位，加强针刺效果，以起到疏通经络、调和气血的作用，从而达到修复组织、治疗疾病的目的。

【适应证】　适用范围广泛，凡是针灸治疗的适应证大部分均可用此法，如痛证、支气管哮喘、痹证、痿证等。

【禁忌证】 皮肤有感染、瘢痕或肿瘤的部位禁用;有出血倾向及高度水肿者禁用;孕妇的下腹部、腰骶部和三阴交、合谷穴等,不宜用穴位注射法,以免引起流产。疲乏、饥饿或精神高度紧张者暂不宜进行该操作。

【评估】

步骤	图示
1. 患者年龄、病情、既往史、过敏史,女性患者应了解月经、是否妊娠等情况 2. 患者注射部位的皮肤情况 3. 患者文化程度、目前心理状态、合作程度(图 1-2-1)	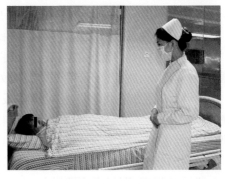 **图 1-2-1** 评估患者

【操作准备】

步骤	图示
1. 环境准备 环境整洁,光线明亮,温度适宜,注意遮挡 2. 物品准备 无菌盘内放置已抽吸好无菌药液的无菌注射器、皮肤消毒液、无菌棉签、长针头、利器盒、污物盒及医疗垃圾收集盒、治疗单等(图 1-2-2)	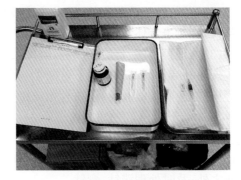 **图 1-2-2** 注射用物
3. 护士准备 衣帽整齐,洗手,戴口罩(图 1-2-3) 4. 患者准备 核对患者基本信息,做好解释,以取得患者和(或)家属对执行该操作的知情同意及配合。协助患者取安全舒适体位	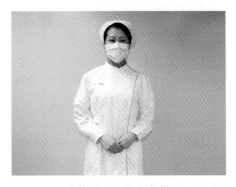 **图 1-2-3** 护士准备

【操作程序】

步骤	图示
1. 松解患者衣着,充分暴露注射部位,遵医嘱选择相应的穴位,注意保暖(图1-2-4)	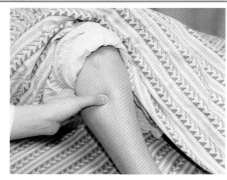 **图1-2-4** 确定穴位
2. 消毒穴位皮肤,再次核对医嘱(图1-2-5)	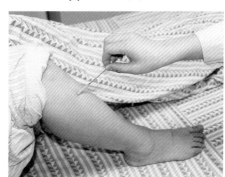 **图1-2-5** 消毒皮肤
3. 更换长针头,排气(图1-2-6)	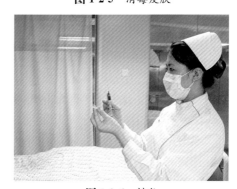 **图1-2-6** 排气
4. 一手绷紧局部皮肤,另一手持注射器,中指固定针栓,针尖对准穴位,迅速刺入皮下,然后将针缓慢推进,达一定深度后,上下提插,产生得气感应后,若回抽无回血,则缓慢注入药液,同时观察患者反应,防止针刺意外的发生(图1-2-7)	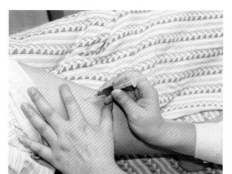 **图1-2-7** 进针

续表

步骤	图示
5.药液注射完毕后,缓慢将针退到皮下,再迅速将针拔出,轻压针孔(图1-2-8)	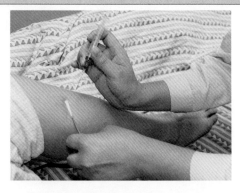 **图1-2-8** 出针
6.后续处理 (1)协助患者穿衣,取舒适体位,整理床单位,告知注意事项,再次核对医嘱(图1-2-9) (2)按规定分类处理用物 (3)洗手,记录	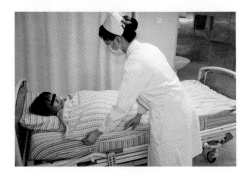 **图1-2-9** 整理床单位

【知识拓展】

穴位注射注意事项

1.严格执行三查七对及无菌操作。

2.操作前应检查注射器有无漏气,针头是否有钩。

3.注意药物的性能及有无过敏反应。凡能引起过敏反应的药物,必须先做皮肤过敏试验,结果为阴性后,方可使用;毒副作用大或刺激性较强的药物不宜做穴位注射。

4.选穴要准确,宜少而精,一般以1～2穴为宜,最多不超过4个穴。选择肌肉丰满的穴位或阿是穴,腧穴应交替使用,一穴不宜连续注射。

5.推注药液时,应避免将药液注入血管、关节腔和脊髓腔。注意避开神经干,以免损伤神经。

6.患者极度疲劳及精神过于紧张时,应稍作休息再进行穴位注射。

技术三 电 针 法

电针法(electro-acupuncture therapy)是将毫针刺入腧穴得气后,在针具上通以接近人体生物电的微量电流,利用针和电两种刺激相结合,以防治疾病的一种方法。

【目的】 通过脉冲电对机体产生电的生理效应来调整人体的生理功能,达到止痛、镇静、促进气血循环、调节肌张力等目的。

【适应证】 适应范围基本与毫针刺法相同,如各种痛证、痹证、痿证;心、胃、肠、胆、膀胱、子宫等器官的功能失调;癫狂证,肌肉、韧带及关节的损伤性疾病;针刺麻醉。

【禁忌证】 心脏病患者、孕妇慎用;安装心脏起搏器者应禁用;其余禁忌证同毫针刺法。

【评估】

步骤	图示
1. 患者年龄、病情、既往史,女性患者应了解月经、是否妊娠等情况 2. 患者针刺部位的皮肤情况 3. 患者文化程度、目前心理状态、合作程度(图 1-3-1)	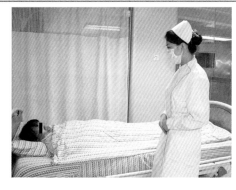 **图 1-3-1** 评估患者

【操作准备】

步骤	图示
1. 环境准备 环境整洁,光线明亮,温度适宜,注意遮挡 2. 物品准备 电针仪、治疗盘内放针具(根据针刺部位选择合适的一次性毫针)、皮肤消毒液、无菌棉签、镊子、弯盘、利器盒、污物盒及医疗垃圾收集盒、治疗单等(图 1-3-2)	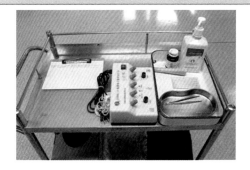 **图 1-3-2** 用物准备
3. 护士准备 衣帽整齐,洗手,戴口罩(图 1-3-3) 4. 患者准备 核对患者基本信息,做好解释,以取得患者和(或)家属对执行该操作的知情同意及配合。协助患者取安全舒适体位	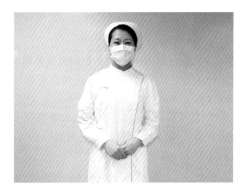 **图 1-3-3** 护士准备

【操作程序】

步骤	图示
1. 松解患者衣着,充分暴露针刺部位,遵医嘱选择相应的穴位,注意保暖(图1-3-4)	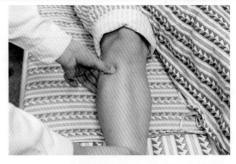 **图1-3-4** 确定穴位
2. 消毒穴位皮肤,再次核对医嘱(图1-3-5)	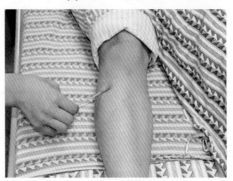 **图1-3-5** 消毒皮肤
3. 以消毒的左手拇指端切按在穴位旁,右手持针,紧靠左手指甲面将针刺入皮肤,行针并得气,即患者局部出现相应的酸、麻、胀、重等感觉(图1-3-6)	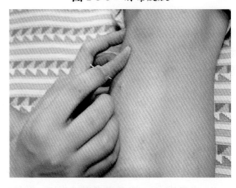 **图1-3-6** 行针
4. 接通电源,将电针仪的输出电位器调至"0"位,再将电针仪的两根输出导线分别连接在同侧肢体的两根毫针针柄上(图1-3-7)。开启电针仪的电源开关,选择适当波形,慢慢旋转电位器,由小至大逐渐调节输出电流到所需量值,即患者出现耐受的酸、麻、热等感觉,局部肌肉作节律性收缩	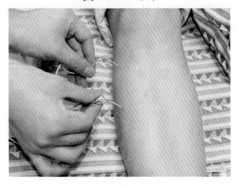 **图1-3-7** 连接电针仪

续表

步骤	图示
5. 通电过程中应观察患者的反应,电流量须以患者能够耐受为限。随时检查导线有无脱落,有无弯针、断针等情况。通电时间视病情及患者体质而定,一般为5～20分钟(图1-3-8)	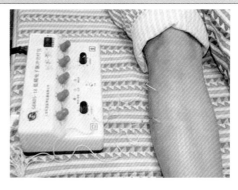 图 1-3-8　留针观察
6. 电针完毕,将电位器拨至"0"位,关闭电源,撤除输出导线。将针慢慢提至皮下,迅速拔出,用无菌干棉签按压针孔片刻(图1-3-9)。清点毫针数目,防止遗漏	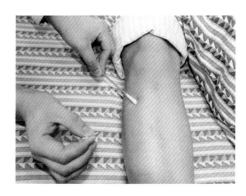 图 1-3-9　出针
7. 后续处理 (1)协助患者穿衣,取舒适体位,整理床单位,告知注意事项,再次核对医嘱(图1-3-10) (2)按规定分类处理用物 (3)洗手,记录	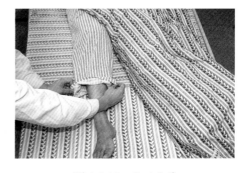 图 1-3-10　整理衣着

【知识拓展】

电针的波形应用

脉冲电是指在极短时间内出现的电压或电流的突然变化,即电量的突然变化构成了电的脉冲。一般电针仪输出的基本波形就是这种交流脉冲,称之为双向尖脉冲。常见的波形有:

1. 疏密波　是疏波、密波自动交替出现的一种波形,疏、密交替持续的时间各约1.5秒。疏密波能克服单一波形易产生适应的缺点,动力作用较大,治疗时兴奋效应占优势。能促进代谢、血液循环,改善组织营养,消除炎性水肿。常用于止血、扭挫伤、关节周围炎、坐骨神经痛、面瘫、肌无力、局部冻伤等。

2. 断续波　是有节律地时断、时续自动出现的一种波形。断时，在 1.5 秒内无脉冲电输出；续时，是密波连续工作 1.5 秒。断续波形机体不易产生适应，其动力作用较强，能提高肌肉组织的兴奋性，对横纹肌有良好的刺激收缩作用。常用于治疗痿证、瘫痪等。

3. 连续波　又称可调波，是单个脉冲采用不同方式组合而形成。频率有每分钟几十次至每秒钟几百次不等。频率快的叫密波（高频连续波），一般在 50～100 次/秒；频率慢的叫疏波（低频连续波），一般是 2～5 次/秒。高频连续波易产生抑制反应，常用于止痛、镇静、缓解肌肉和血管痉挛等。低频连续波，兴奋作用较为明显，刺激作用强，常用于治疗痿证和各种肌肉、关节、韧带、肌腱的损伤等。

（丁富平　王丽丽）

第二章

灸　法

灸法(moxibustion)是以艾绒为原材料,加工制成艾炷或艾条,点燃后在体表腧穴或患处进行熏灼,借助灸火热力和艾绒药效,通过经络腧穴的传导作用以刺激机体,达到防治疾病目的的一种方法。常用的灸法包括艾条灸、艾炷灸和温针灸。

技术一　艾　条　灸

艾条灸(moxa-stick moxibustion)是把艾绒制成艾条,将其一端点燃后对准腧穴或患处进行施灸的一种方法。常用的方法有温和灸、雀啄灸和回旋灸。

【目的】　借助灸火的热力和艾绒的功效,刺激经络腧穴,达到温经通络、祛风散寒、消肿止痛、扶阳固脱、防病保健等作用。

【适应证】　慢性虚弱性疾病及风寒湿邪为患的病证,如肢体麻木、风湿痹痛、腹痛、胃痛、呕吐、泄泻、脱肛等。

【禁忌证】　实热证、阴虚发热者;孕妇的腹部、腰骶部禁灸。

【评估】

步骤	图示
1. 患者年龄、病情、既往史 2. 女性患者应了解是否处于妊娠期 3. 患者施灸部位的皮肤情况、对温度的敏感程度 4. 患者文化程度、目前心理状态及合作程度(图 2-1-1)	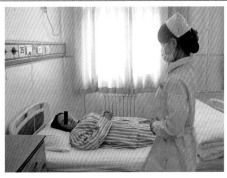 图 2-1-1　评估患者

【操作准备】

步骤	图示
1. 环境准备　环境整洁,空气清新,光线明亮,温度适宜,注意遮挡 2. 物品准备　治疗盘内放艾条、打火机、小口瓶、弯盘、纱布、治疗单等(图 2-1-2) 3. 护士准备　衣帽整齐,洗手,戴口罩 4. 患者准备　核对患者基本信息,做好解释,以取得患者和(或)家属对执行该操作的知情同意。协助患者取安全舒适体位	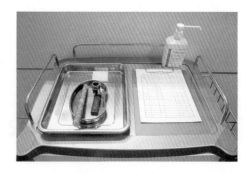 图 2-1-2　艾条灸用物

【操作程序】

步骤	图示
1. 松解患者衣着,暴露施灸部位,注意保暖,必要时床帘遮挡。根据医嘱选择施灸部位,实施相应的施灸方法(图 2-1-3)	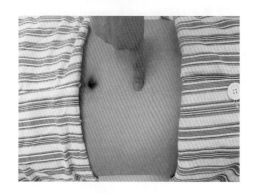 图 2-1-3　确定部位
2. 将艾条的一端点燃,与施灸部位皮肤保持一定距离,进行施灸 (1)温和灸时将艾条燃端对准确定的腧穴或患处,距离施灸部位皮肤 2~3cm,以患者局部皮肤有温热感而无灼痛感为宜。一般每个部位灸 10~15 分钟,以局部皮肤出现红晕为度(图 2-1-4)	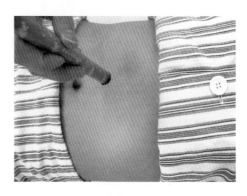 图 2-1-4　温和灸

步骤	图示

（2）雀啄灸时将艾条燃端距离施灸部位皮肤 2～5cm，如鸟雀啄食般一上一下不停移动，进行反复熏灸。一般每个部位灸 5 分钟左右（图 2-1-5）

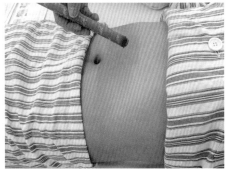

图 2-1-5　雀啄灸

（3）回旋灸时将艾条燃端距离施灸部位皮肤 3cm 左右，左右来回或旋转移动，反复熏灸。一般每个部位可灸 20～30 分钟（图 2-1-6）

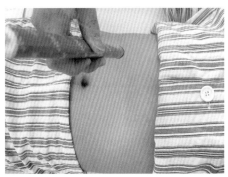

图 2-1-6　回旋灸

3. 施灸过程中，注意询问患者有无不适，及时将艾灰弹入弯盘中，防止灼伤皮肤和烧坏衣物（图 2-1-7）

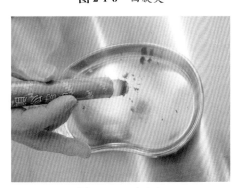

图 2-1-7　弹艾灰

4. 灸至局部皮肤出现红晕而不起疱为宜。施灸时间应根据不同施灸方法及患者的体质而定（图 2-1-8）。对于小儿或皮肤感觉迟钝的患者，操作者可将手指置于施灸处皮肤两侧，测知患者局部受热程度，以便随时调整施灸距离，防止局部烫伤

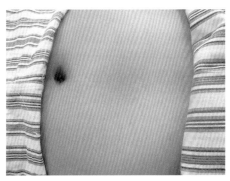

图 2-1-8　皮肤颜色

续表

步骤	图示
5. 施灸完毕,将燃烧的艾条插入小口瓶中灭火(图 2-1-9)	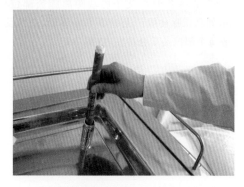 **图 2-1-9** 灭火
6. 后续处理 (1)用纱布清洁施灸处皮肤(图 2-1-10)。协助患者穿衣,取舒适体位,整理床单位,告知注意事项,酌情开窗通风,再次核对医嘱 (2)按规定分类处理用物 (3)洗手,记录	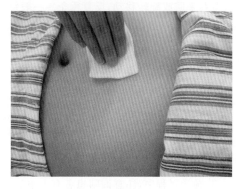 **图 2-1-10** 清洁皮肤

技术二 艾 炷 灸

艾炷灸(moxa-cone moxibustion)是将艾绒制成大小不等的圆锥形艾炷,直接或间接置于腧穴或患处进行施灸的一种方法。艾炷大小可视患者病情及施灸部位而定,小者如麦粒,中者如半截枣核,大者如半截橄榄。每燃尽一个艾炷,称为一壮。

艾炷灸可分为直接灸和间接灸。直接灸可分为瘢痕灸和无瘢痕灸;间接灸可分为隔姜灸、隔蒜灸、隔盐灸和隔附子饼灸。本节重点介绍隔姜灸。

【目的】 借助灸火的热力和艾绒的功效,使局部产生温热的刺激,并借助姜片的功效,达到散寒止痛、温胃止呕、温经通络、防病保健等作用。

【适应证】 慢性虚弱性疾病及风寒湿邪为患的病证,如呕吐、腹痛、腹泻、痛经、风寒痹痛、肢体麻木等。临床常灸足三里、中脘、气海、关元、神阙、三阴交等穴位。

【禁忌证】 实热证、阴虚发热者;孕妇的腹部、腰骶部禁灸。颜面、五官、大血管、关节活动处不宜采用瘢痕灸。

【评估】

步骤	图示
1. 患者年龄、病情、既往史 2. 女性患者应了解是否处于妊娠期 3. 患者施灸部位的皮肤情况、对温度的敏感程度 4. 患者文化程度、目前心理状态及合作程度(图 2-2-1)	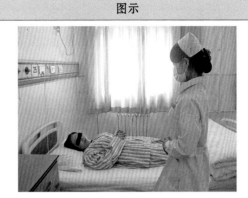 图 2-2-1　评估患者

【操作准备】

步骤	图示
1. 环境准备　环境整洁,空气流通,光线明亮,温度适宜,注意遮挡 2. 物品准备　治疗盘内放艾炷(根据患者病情及施灸部位准备大小合适的艾炷)、血管钳、打火机、线香、生姜片(切成直径约 2～3cm,厚约 0.2～0.3cm 的薄片,中间用针刺数孔)、弯盘、纱布、治疗单等(图 2-2-2) 3. 护士准备　衣帽整齐,洗手,戴口罩 4. 患者准备　核对患者基本信息,做好解释,以取得患者和(或)家属对执行该操作的知情同意。协助患者取安全舒适体位	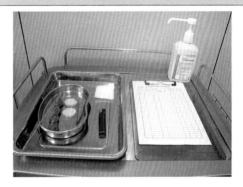 图 2-2-2　隔姜灸用物

【操作程序】

步骤	图示
1. 松解患者衣着,暴露施灸部位,注意保暖,必要时床帘遮挡。根据医嘱选择施灸部位和施灸方法(图 2-2-3)	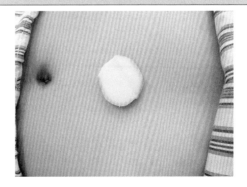 图 2-2-3　确定部位

步骤	图示
2. 将生姜片置于施灸部位,再将艾炷置于姜片上,将艾炷顶端点燃施灸(图 2-2-4),艾炷燃尽除灰,换炷再灸	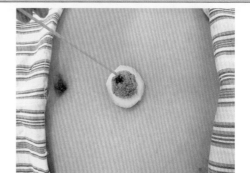\n**图 2-2-4** 隔姜灸
3. 施灸过程中,注意观察施灸部位皮肤的变化,及时询问患者有无灼痛感(图 2-2-5)	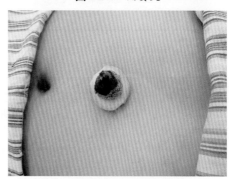\n**图 2-2-5** 观察
4. 灸至局部皮肤出现红晕而不起疱为宜。施灸壮数视施灸部位及患者病情而定(图 2-2-6)	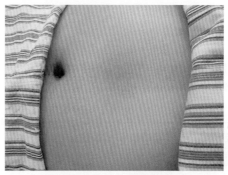\n**图 2-2-6** 皮肤颜色
5. 施灸完毕,将艾灰置于盛水的弯盘中灭火(图 2-2-7)	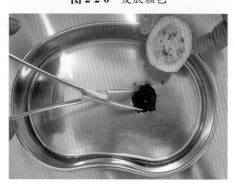\n**图 2-2-7** 灭火

步骤	图示
6. 后续处理 （1）用纱布清洁施灸处皮肤(图 2-2-8)。协助患者穿衣，取舒适体位，整理床单位，告知注意事项，酌情开窗通风，再次核对医嘱 （2）按规定分类处理用物 （3）洗手，记录	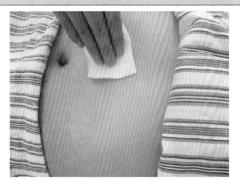 **图 2-2-8** 清洁皮肤

技术三 温 针 灸

温针灸(moxibustion with warming needle)是将毫针刺法与灸法相结合的一种方法，使艾绒燃烧产生的热力通过毫针针身传入施治部位，达到加强针刺效果的一种治疗方法。

【目的】 借助针刺和艾绒的功效，使局部产生针感和温热的刺激，达到温通经脉、行气活血、祛寒除痹的作用。

【适应证】 适用于寒盛湿重，经络壅滞之证，如关节痹痛、肢体麻木、腹痛等。

【禁忌证】 实热证、阴虚发热者；孕妇的腹部、腰骶部；耳、眼、鼻部禁用。对针刺恐惧者，应慎灸。

【评估】

步骤	图示
1. 患者年龄、病情、既往史 2. 女性患者应了解是否处于妊娠期 3. 患者施灸部位的皮肤情况、对疼痛的耐受程度 4. 患者文化程度、目前心理状态及合作程度(图 2-3-1)	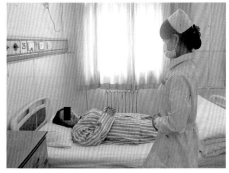 **图 2-3-1** 评估患者

【操作准备】

步骤	图示
1. 环境准备　环境整洁,空气清新,光线明亮,温度适宜,注意遮挡 2. 物品准备　治疗盘内放 1～2cm 长的艾条段、镊子、打火机、线香、毫针(根据针刺部位及患者病情选择合适的针具)、无菌棉签、75%乙醇、硬纸片、弯盘、纱布、治疗单、利器盒、污物盒及医疗垃圾收集盒等(图 2-3-2)	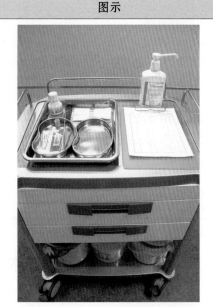 图 2-3-2　温针灸用物
3. 护士准备　衣帽整齐,洗手,戴口罩(图 2-3-3) 4. 患者准备　核对患者基本信息,做好解释,以取得患者和(或)家属对执行该操作的知情同意。协助患者取安全舒适体位	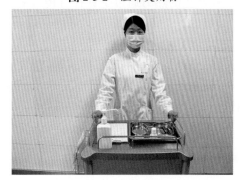 图 2-3-3　护士准备

【操作程序】

步骤	图示
1. 松解患者衣着,暴露施灸部位,注意保暖,必要时床帘遮挡。根据医嘱选择施灸部位(图 2-3-4)	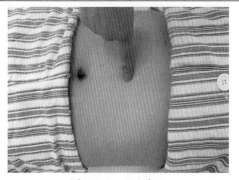 图 2-3-4　确定部位

续表

步骤	图示
2. 消毒施治部位皮肤(图 2-3-5)	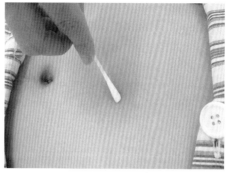 **图 2-3-5** 消毒
3. 遵医嘱选择相应的进针方法,将毫针刺入施治部位,通过提插、捻转等手法调节针感,得气后留针(图 2-3-6)	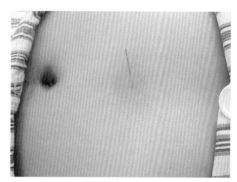 **图 2-3-6** 针刺
4. 根据施灸部位选择大小适宜的剪口方块硬纸片套在针身周围,紧贴皮肤放置(图 2-3-7),防止艾灰脱落烫伤皮肤	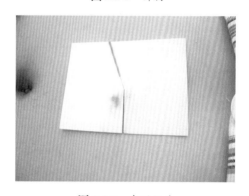 **图 2-3-7** 套硬纸片
5. 将 2cm 长的艾条段穿插在针柄上,点燃艾条段近皮肤端进行施灸,使热力沿针身传至穴位(图 2-3-8)。针柄上的艾条段必须放置牢固,防止艾条脱落灼伤皮肤或烧坏衣物,同时艾条段不可过大,以免发生弯针或断针	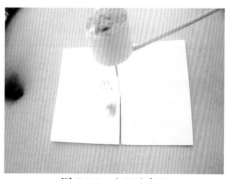 **图 2-3-8** 点燃艾条段

步骤	图示
6. 施灸过程中,注意观察施灸部位皮肤的颜色,及时询问患者有无灼痛感,观察有无针刺意外的发生(图2-3-9)。艾条段燃尽后换炷再灸,可连续灸2~5壮	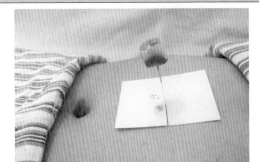 **图 2-3-9** 观察
7. 施灸完毕,去除艾灰,并将艾灰置于盛水弯盘中灭火,取走硬纸片,起出毫针,用无菌棉签轻按针孔片刻(图2-3-10)。清点毫针数目,以防遗漏	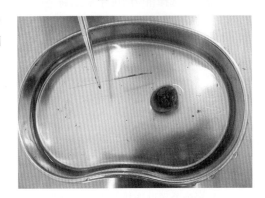 **图 2-3-10** 灭火
8. 后续处理 (1)用纱布清洁施灸处皮肤(图2-3-11)。协助患者穿衣,取舒适体位,整理床单位,告知注意事项,酌情开窗通风,再次核对医嘱 (2)按规定分类处理用物 (3)洗手,记录	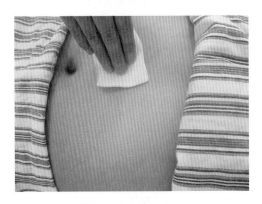 **图 2-3-11** 清洁皮肤

【知识拓展】

其他灸法

1. 灯火灸 又称灯草灸、灯草焠,是指用10~15cm长的灯心草蘸植物油或麻油,点燃后在穴位上或病变部位直接点灼的一种方法。操作时应注意蘸油适量,动作迅速,当灯火灼及穴位皮肤时可听见"叭"的一声,如无爆响之声,可重复施灸1次。灯火灸具有清热解毒、祛风解表的功效。

2. 天灸　又称发疱灸、药物灸,是指将一些具有刺激性的药物涂敷于穴位或患处,借助药物对穴位的刺激,使局部皮肤充血,甚至起疱,以达到防治疾病的一种方法。天灸具有温经散寒、活血化瘀等功效。常用的天灸法有蒜泥灸、白芥子灸等。因对皮肤有较强刺激,皮肤易过敏者慎用。蒜泥灸是将大蒜捣烂如泥,取 3～5g 涂敷于患处或穴位,敷灸 1～3 小时,以局部皮肤发痒、变红、起疱为度。白芥子灸是将白芥子研末,用水或醋调成糊状,敷贴于患处或穴位上,外敷油纸,用胶布固定,敷灸 2～4 小时,以局部充血、潮红或皮肤起疱为度。

（苏春香　权晓玲　戴　雪）

3 第三章

拔 罐 法

拔罐法（cupping therapy）是以罐为工具，利用燃烧、抽吸、挤压等方法，排除罐内空气形成负压，使之吸附于体表腧穴或患处，造成局部皮肤充血、瘀血，从而达到治疗作用的一种方法。常用的拔罐方法有拔火罐法、拔水（药）罐法、负压吸罐法。本章重点介绍拔火罐法。

【目的】 借助罐内负压的吸引力，吸拔病变部位或特定经络、穴位，将充斥于体表的病灶及经络、穴位，乃至深层组织器官内的风寒、瘀血、热毒、脓血等排出体外，达到祛风散寒、温经通络、消肿止痛、吸毒拔脓等作用。

【适应证】 外感风寒之头痛，关节疼痛，腰背酸痛，咳嗽气喘，脘腹胀满，腹痛泄泻，疮疡将溃或已溃脓毒不泄的外科疾患以及虫蛇咬伤的急救排毒等。

【禁忌证】 高热抽搐者，凝血机制障碍者，皮肤过敏、溃疡、水肿、肿瘤和大血管处，孕妇腹部及腰骶部等均不宜拔罐。

【评估】

步骤	图示
1. 患者年龄、病情、既往史 2. 患者拔罐部位的皮肤情况 3. 患者文化程度、目前心理状态、合作程度(图 3-1)	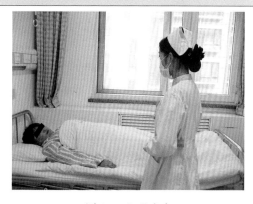 **图 3-1** 评估患者

【操作准备】

步骤	图示
1. 环境准备 环境整洁,光线明亮,温度适宜,注意遮挡 2. 物品准备 治疗盘内放罐具(根据拔罐部位和拔罐方法选择合适的罐具,并检查罐具有无裂痕,罐口边缘是否光滑)、血管钳、95％酒精棉球、打火机、小口瓶、弯盘、纱布、治疗本等(图 3-2)	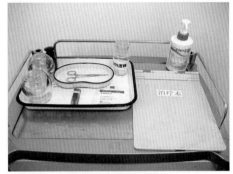 图 3-2 拔罐用物
3. 护士准备 衣帽整齐,洗手,戴口罩(图 3-3) 4. 患者准备 核对患者基本信息,做好解释,以取得患者和(或)家属对执行该操作的知情同意及配合。协助患者取安全舒适体位	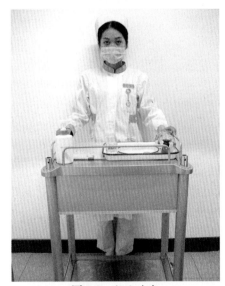 图 3-3 护士准备

【操作程序】

步骤	图示
1. 松解患者衣着,充分暴露拔罐部位,注意保暖,根据医嘱确定拔罐部位和拔罐方法(图 3-4)	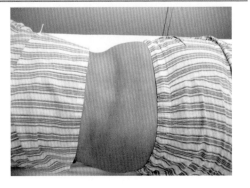 图 3-4 确定部位

步骤	图示
2. 一手持火罐，另一手持血管钳夹取 95％酒精棉球（酒精棉球不宜过湿），点燃后快速伸入罐内中段旋转 1～2 圈（图 3-5）。注意勿将罐口烧热，以免烫伤患者局部皮肤	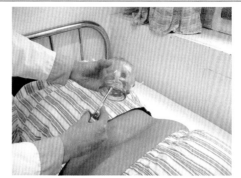 图 3-5　闪火法
3. 将点燃的酒精棉球迅速退出，立即将罐扣在所选定的部位（图 3-6），检查火罐是否吸拔牢固。扣罐时，动作要轻、稳、准、快	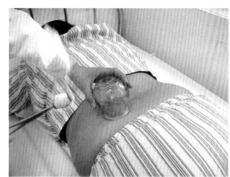 图 3-6　拔罐
4. 将燃烧的酒精棉球放入小口瓶中灭火（图 3-7）	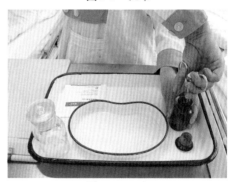 图 3-7　灭火
5. 留罐 10～15 分钟（图 3-8）。留罐时间应视患者拔罐反应与体质而定，皮肤浅薄处、年老者及儿童，留罐时间不宜过长	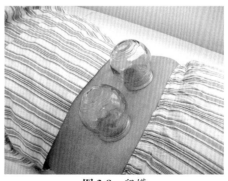 图 3-8　留罐

续表

步骤	图示
6. 注意观察罐口与皮肤吸附情况、皮肤的颜色和患者的全身情况(图3-9)。若患者感到局部疼痛时,或出现头晕、恶心、面色苍白、四肢厥冷等晕罐征象时,应及时起罐	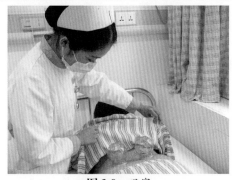 图 3-9　观察
7. 起罐时,一手持罐具,另一手拇指或示指按住罐口边缘的皮肤,使罐口与皮肤之间形成空隙,空气进入罐内,即可起罐(图3-10)。不可强拉或旋转罐具,以免引起患者疼痛不适,甚至损伤皮肤	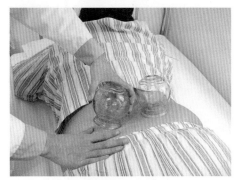 图 3-10　起罐
8. 后续处理 (1)起罐后用纱布清洁拔罐处皮肤(图3-11)。协助患者穿衣,取舒适体位,整理床单位,告知注意事项,再次核对医嘱 (2)按规定分类处理用物,使用过的罐具应消毒后备用 (3)洗手,记录	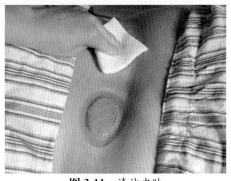 图 3-11　清洁皮肤

【知识拓展】

拔罐后皮肤形态的变化及意义

拔罐后局部皮肤出现点片状紫红色瘀点、瘀斑或兼有微热痛感,这种现象称之为"罐斑"。罐斑是拔罐疗法的治疗效应,是体内病理的反映,一般持续一至数天便可自行消失。

若出现紫红或紫黑色的罐斑,多提示患有血瘀证,兼见发热或丹痧者,多为热毒证;若皮肤表面无皮色变化,触之不温,多为虚寒证;若皮肤表面出现微痒或皮纹,多系风邪为患。若在拔罐后皮肤表面出现水疱、水肿或水气(在罐内壁上挂满水珠,或起罐后有水流出),表示患者体内湿盛,或因感受潮湿而致病;若水疱呈血红或黑红色,多为久病夹湿之血瘀证。

(杨晓玮　王艳华)

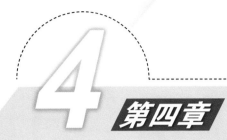

第四章 刮 痧 法

刮痧法(scraping therapy)是用边缘钝滑的器具如铜钱、瓷匙、水牛角、玉石片等,蘸上水、白酒、香油等介质,在患者体表的特定部位反复刮拭,使局部皮肤出现痧斑或痧痕的一种治疗方法。

【目的】 通过刮拭体表某些特定的穴位或部位,使局部出现痧斑或痧痕,促使脏腑秽浊之气通达于外,气血通畅,扶正祛邪,活血化瘀,达到治疗和保健的目的。

【适应证】 中暑、感冒、头痛、风热喉痛、腹痛等病证。

【禁忌证】 急性传染病、急腹症、严重的心血管疾患、有出血倾向的患者;年老体弱、极度消瘦者或空腹者禁用。皮肤有破损或病变处、新发生的骨折处;妊娠妇女的腹部、腰骶部及身体的一些穴位,如三阴交、合谷、肩井、昆仑等不宜刮拭。

【评估】

步骤	图示
1. 患者年龄、病情、既往史,女性患者应了解月经、是否妊娠等情况 2. 患者刮痧部位的皮肤情况 3. 患者文化程度、目前心理状态、合作程度(图 4-1)	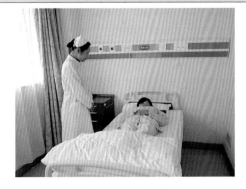 图 4-1　评估患者

【操作准备】

步骤	图示
1. 环境准备 环境整洁,光线明亮,温度适宜,注意遮挡 2. 物品准备 治疗盘内放刮痧工具(检查刮痧板边缘是否光滑、钝圆及厚薄适中,有无裂痕或缺损)、植物油或清水等润滑剂、毛巾、治疗巾、纸巾、治疗本等(图4-2)	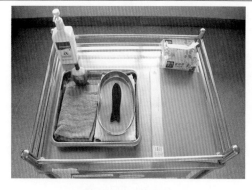 图4-2　刮痧用物
3. 护士准备 衣帽整齐,洗手,戴口罩(图4-3) 4. 患者准备 核对患者基本信息,做好解释,以取得患者对执行该操作的知情同意及配合。协助患者取安全舒适体位	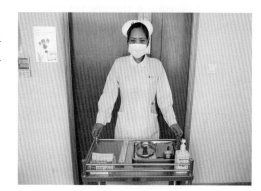 图4-3　护士准备

【操作程序】

步骤	图示
1. 松解患者衣着,充分暴露刮痧部位,注意保暖,必要时床帘遮挡。根据医嘱确定刮痧部位和刮痧方法(图4-4)	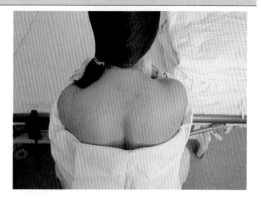 图4-4　确定部位

续表

步骤	图示

2. 用毛巾擦拭患者准备刮痧部位的皮肤,均匀涂抹刮痧润滑剂,用量宜薄不宜厚(图4-5)

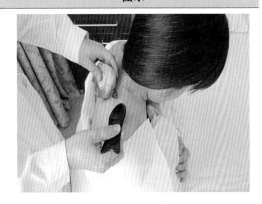

图 4-5 涂抹刮痧油

3. 手持刮痧板,利用腕力进行刮拭。刮痧板移动方向与皮肤之间夹角以 45°为宜,轻轻从上向下顺刮或从内向外、单一方向刮拭,力量要均匀,不宜来回刮拭或用力过度(图4-6)。刮拭中,应保持刮痧板的湿润并经常询问患者感受,观察局部皮肤变化

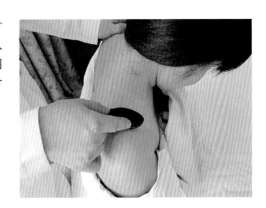

图 4-6 刮痧

4. 一般每个部位刮拭 10~20 次,以使患者能耐受或出现紫红色痧痕为宜。每次刮拭时间以 20~25 分钟为宜,不可强求出痧(图4-7)

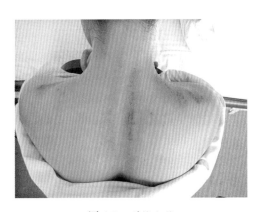

图 4-7 刮拭穴位

步骤	图示
5. 观察痧斑,痧斑均匀、呈紫红色,属正常现象;痧斑呈鲜红色或绛红色,为体内热盛;痧斑不均匀、呈紫黑色,为体内夹瘀(图4-8)	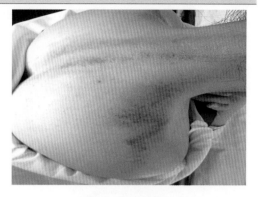图 4-8 观察痧斑
6. 后续处理 (1)刮痧结束后,用毛巾擦干皮肤(图4-9)。协助患者穿衣,取舒适体位,整理床单位。嘱患者饮适量温开水(最好温糖盐水),休息10～15分钟 (2)告知刮痧后注意事项,注意避风;刮痧结束后忌冷水浴;饮食宜清淡,忌生冷、油腻之品 (3)再次核对医嘱 (4)按规定分类处理用物。清洗刮痧板,消毒后,涂刮痧油保存 (5)洗手,记录	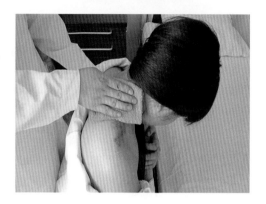图 4-9 清洁皮肤

【知识拓展】

刮痧的治病机制

中医学理论 刮痧可调和阴阳的偏盛偏衰,使机体重新恢复阴阳平衡,根据患者正邪盛衰的情况,采用不同的补泻手法而发挥其扶正祛邪、疏经通络的作用。刮痧疗法通过反复刮拭病变部位就可以取得通其经脉、调其气血的作用。

现代医学理论 通过刮拭某些特定的穴位或部位,进行一定时间、一定强度的刺激,使人体的神经末梢或感受器受到一定的刺激,通过神经传导、反射,传至大脑皮层,在大脑的整合作用下,促进大脑皮层功能的恢复,达到调整人体各组织、器官的生理功能。如刮拭肌肤之后,局部温度升高,使毛细血管和微血管扩张,局部组织的血容量增加,血液和淋巴液的循环增加,使肌肉和神经末梢得到充分的营养,从而促进全身的新陈代谢;减少机体内源性致痛物质的产生,起到镇静止痛的作用。

(陆海英 刘永彬)

第五章
穴位按摩法

穴位按摩法（acupoint massage）是指运用各种手法作用于人体穴位，通过局部刺激，达到疏通经络、调动机体抗病能力的一种治疗方法。穴位按摩常用的手法有按法、摩法、推法、拿法、揉法、抹法等。

【目的】 通过各种手法刺激体表特定穴位或部位，达到疏通经络、活血化瘀、滑利关节、舒筋整复、调整脏腑功能、增强抗病能力的目的。

【适应证】 各种急、慢性疾病，如头痛、牙痛、脘腹胀痛、痛经、腰背痛、肢体麻木以及眩晕、失眠、便秘等。

【禁忌证】 各种出血性疾病；妇女月经期；皮肤破损及瘢痕部位、孕妇腰腹部禁止按摩。

【评估】

步骤	图示
1. 患者主要临床表现、既往史 2. 患者年龄、体质及按摩部位皮肤情况 3. 患者心理状态、合作程度 4. 女性患者是否处于妊娠期或月经期（图 5-1）	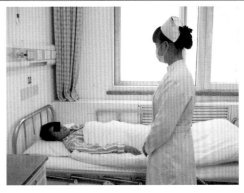 图 5-1　评估患者

【操作准备】

步骤	图示
1. 环境准备　环境整洁,光线明亮,温度适宜,注意遮挡 2. 物品准备　润滑剂、治疗本等(图 5-2) 3. 护士准备　衣帽整齐,修剪指甲,洗手,戴口罩 4. 患者准备　核对患者基本信息,做好解释,以取得患者和(或)家属对执行该操作的知情同意及配合。协助患者取安全舒适体位。进行腰腹部按摩时,嘱患者先排空膀胱	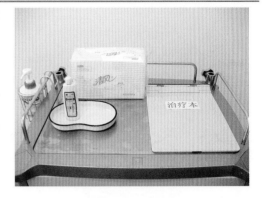 **图 5-2**　物品准备

【操作程序】

步骤	图示
1. 松解患者衣着,充分暴露按摩部位(图 5-3),注意保暖,必要时床帘遮挡	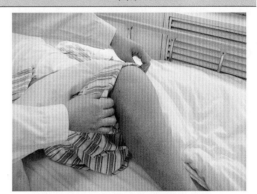 **图 5-3**　暴露局部
2. 根据医嘱确定穴位及按摩手法,按照穴位分布从上到下依次操作。以按揉足三里为例(图 5-4)	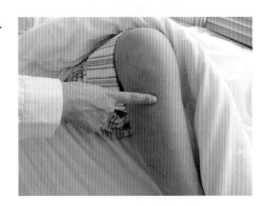 **图 5-4**　确定部位

续表

步骤	图示

3. 根据需要在按摩部位涂少许润滑剂,遵医嘱以按法、揉法刺激局部穴位。指按时,用拇指指端或指腹按压穴位,并停留片刻。注意操作时着力部位要紧贴体表,垂直用力,力量由轻到重。指揉时,指腹吸定于穴位,腕部放松,以肘部为支点,前臂做主动摆动,带动手指做轻柔和缓的摆动。注意操作时不可在皮肤上摩擦与移动,要使该处皮下组织随着揉动而逐步产生温热感。操作时,用力要持续均匀,动作宜协调而有节律(图 5-5)

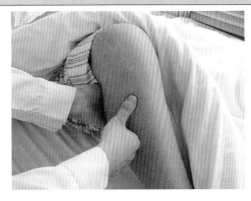

图 5-5 穴位按摩

4. 操作过程观察患者反应,询问患者感受和耐受程度(图 5-6)。若有不适,及时调整手法和刺激强度,必要时停止操作,以防意外发生

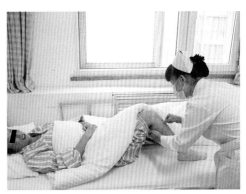

图 5-6 观察反应

5. 后续处理
(1)按摩完毕,协助患者穿衣(图 5-7),取舒适体位,整理床单位,告知注意事项,再次核对医嘱
(2)按规定处理用物
(3)洗手,记录

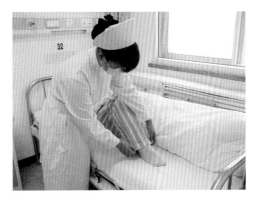

图 5-7 整理衣裤

【知识拓展】

穴位按摩常用手法

1. **摩法**　用手掌或指腹附着于一定部位或穴位,以腕关节连同前臂做节律性的环形抚摩,分为掌摩法和指摩法。操作时肘关节弯曲,腕部放松,指掌关节自然伸直,动作要缓和而协调。

常用于胸腹、胁肋、颈项、面部等部位。具有理气和中、消食导滞、调节脾胃功能的作用。常用于治疗食积腹胀、胃脘痛等疾病。

2. 推法　用指、掌或肘部着力于一定部位上，进行单方向的直线移动。分为指推法、掌推法和肘推法。操作时指、掌、肘要紧贴体表，用力要稳，速度缓慢而均匀，以能使肌肤深层透热而不擦伤皮肤为度。

此法可在人体各部位使用。具有舒筋活络、行气活血、消瘀止痛、缓解肌肉痉挛的作用。常用于治疗肌肉损伤、颈椎病、肌腱周围炎等疾病。

3. 拿法　用拇指和示、中两指，或拇指与其余四指相对用力，在一定部位或穴位上进行一紧一松的提捏。操作时用力要由轻到重，不可突然用力，动作要和缓而有连贯性。

常用于颈项、肩部及四肢等部位。具有祛风散寒、舒筋通络、行气活血等作用。常用于治疗肩周炎、颈椎病、失眠、感冒等疾病。

4. 抹法　用单手或双手拇指指腹紧贴皮肤，做上下或左右往返移动。操作时用力要轻而不浮，重而不滞。

常用于头面及颈项部。具有醒脑明目、开窍镇静等作用。常用于治疗头晕、头痛等疾病。

（张玉芳　王艳华）

第六章

耳穴压豆法

耳穴压豆法(auricular point acupressure)是用胶布将质硬而光滑的小粒种子、药丸等粘贴于耳穴处,给予适度的按压,刺激耳穴,以达到防治疾病目的的一种治疗方法。

【目的】 通过探查耳廓上的反应点(穴位),以辅助诊断疾病;通过压豆以刺激反应点,达到疏通经络、调和气血、调整脏腑功能的目的。

【适应证】 用于临床各种急慢性疾病的辅助治疗,如疼痛性疾病、炎症性疾病、功能紊乱性疾病、过敏与变态反应性疾病等,还具有防病保健等作用。

【禁忌证】 耳廓上有湿疹、溃疡、瘢痕、冻疮破溃的患者应禁用;有习惯性流产史的孕妇、妊娠期妇女应慎用;年老体弱、有严重器质性疾病者慎用。

【评估】

步骤	图示
1. 患者的年龄、病情、过敏史、既往史,女性患者应了解月经、是否妊娠等情况 2. 患者耳廓皮肤情况 3. 患者目前的心理状态、对疼痛的耐受程度(图 6-1)	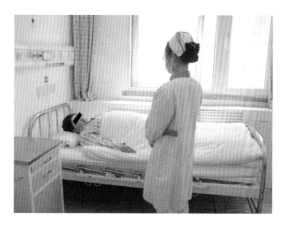 **图 6-1** 评估患者

【操作准备】

步骤	图示
1. 环境准备　环境整洁、安静且光线充足 2. 物品准备　治疗盘、耳穴贴、皮肤消毒液、棉签、镊子、探棒、弯盘、治疗本等(图6-2)	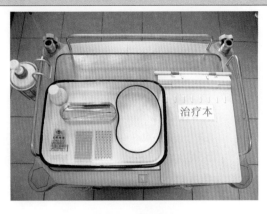 **图6-2**　用物准备
3. 护士准备　服装整齐,洗手,戴口罩(图6-3) 4. 患者准备　核对患者基本信息,向患者解释操作目的、主要步骤、注意事项及配合要点,取得患者和家属对此项操作的知情同意,协助患者取安全舒适体位	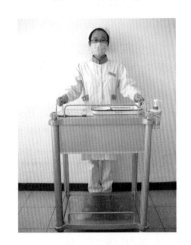 **图6-3**　护士准备

【操作程序】

步骤	图示
1. 充分暴露耳部皮肤,根据医嘱选择耳穴,利用探棒确定耳穴的反应点(图6-4)	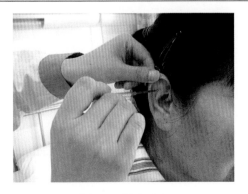 **图6-4**　探查耳穴

续表

步骤	图示

2. 以耳穴为中心,常规消毒患者局部皮肤(图 6-5),消毒范围视耳廓大小而定,同时消毒操作者手指

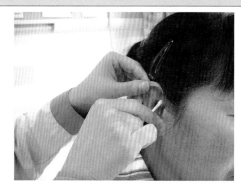

图 6-5 消毒皮肤

3. 将耳穴贴敷贴于相应的耳穴上(图 6-6)

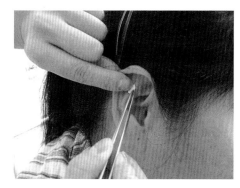

图 6-6 耳穴压豆

4. 垂直按压,使患者的耳廓有热、麻、胀、痛感。切勿揉搓,以免搓破皮肤造成感染。每日定时按 3～5 次,每次每穴按压 1～2 分钟,两耳交替(图 6-7)。夏季可留置 1～3 天,冬季留置 3～7 天

5. 后续处理

(1)协助患者取舒适体位,告知注意事项,再次核对医嘱

(2)按规定分类处理用物

(3)洗手,记录

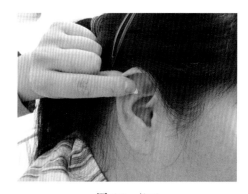

图 6-7 按压

【**知识拓展**】

耳穴的探查方法

1. **观察法** 通过肉眼直接观察耳部,在病变相应反应区察看有无变色、硬结、充血、丘疹、凹陷、脱屑等阳性反应点。

2. **按压法** 在病变相应的部位,用探棒、火柴梗或毫针柄等物,以轻、慢、均匀的压力寻找压痛点,选择压痛最明显的反应点为耳穴治疗的刺激点。

3. **电阻测定法** 用耳穴探测仪测定反应点。

(岳树锦　王艳华　马伟光)

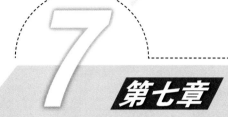

第七章

穴位贴敷法

穴位贴敷法(acupoint application)是将药物研成细末,用水、生姜汁等调成糊状后直接贴敷于穴位(阿是穴)或患处的一种治疗方法。

【目的】 通过药物对人体穴位的刺激作用,激发经络功能,达到疏通经络、调整脏腑、扶正祛邪、平衡阴阳的目的。

【适应证】 体虚感冒、慢性支气管炎、虚寒性胃脘痛、痛经、腰腿痛;过敏性疾患,如过敏性鼻炎、哮喘等。

【禁忌证】 实热证、阴虚发热者;孕妇及月经期女性;皮肤过敏、破溃、炎症者;咯血及有出血倾向的患者;严重心肺功能疾患者禁用。

【评估】

步骤	图示
1. 患者年龄、病情、既往史、用药史及药物过敏史 2. 患者穴位贴敷部位的皮肤情况 3. 患者心理状态、合作程度、对疼痛的耐受程度(图 7-1)	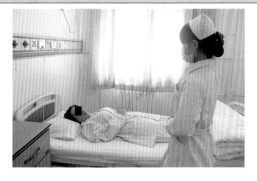 图 7-1 评估患者

【操作准备】

步骤	图示
1. 环境准备 环境整洁,光线明亮,温度适宜,注意遮挡 2. 物品准备 治疗盘内放中药粉、新鲜姜汁、研钵、压舌板、敷贴、纱布、治疗单等(图7-2) 3. 护士准备 衣帽整齐,洗手,戴口罩 4. 患者准备 核对患者基本信息,做好解释,并告知患者可能引起的不适和不良反应,以取得患者和(或)家属对执行该操作的知情同意。协助患者取安全舒适体位	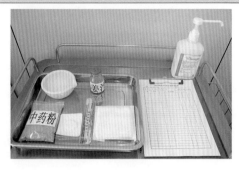 图 7-2 穴位贴敷用物

【操作程序】

步骤	图示
1. 松解患者衣着,暴露贴敷部位,注意保暖和遮挡 2. 根据医嘱选择贴敷的部位,准确定位。以肺俞穴为例,定位方法:第3胸椎棘突下,两侧旁开1.5寸处(图7-3)。清洁局部皮肤	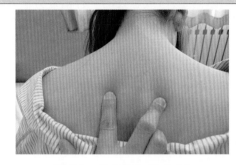 图 7-3 确定部位(肺俞穴)
3. 制备贴敷药物 (1)将准备好的中药粉放入研钵内,倒入适量鲜姜汁(图7-4)	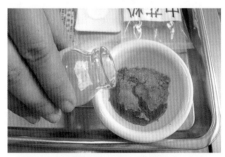 图 7-4 倒入姜汁
(2)用姜汁将中药粉调成糊状,干湿适中(图7-5)	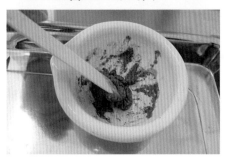 图 7-5 调成糊状

续表

步骤	图示

(3)揭开敷贴的防黏纸,将药物放入敷贴中心的空圈内压平(图7-6)

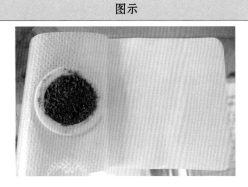

图 7-6　敷贴准备

4. 将敷贴准确地贴敷于所选穴位上。贴穴多少应根据具体病情而定,一般 4～6 穴,以背俞穴为主。贴敷时间的长短视病情和部位而定,一般 2～4 小时,以皮肤出现红晕而不起疱为宜(图 7-7)

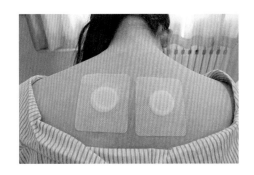

图 7-7　贴敷

5. 贴敷结束,去除敷贴(图 7-8)。观察贴敷部位皮肤有无红肿、水疱、破溃等情况,及时采取相应的处理措施

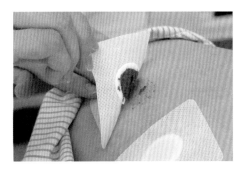

图 7-8　去除敷贴

6. 后续处理
(1)用纱布清洁贴敷处皮肤(图7-9)。协助患者穿衣,取舒适体位,整理床单位
(2)告知注意事项,饮食宜清淡,禁食生冷、寒凉、肥甘厚味、辛辣之品;贴敷当日温水洗澡,忌受寒等
(3)再次核对医嘱
(4)按规定分类处理用物
(5)洗手,记录

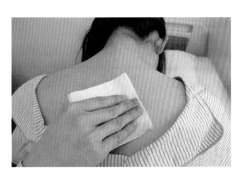

图 7-9　清洁皮肤

【知识拓展】

伏灸

即"三伏天灸",指穴位贴敷治疗的时间选择在小暑至立秋间的三伏天中进行,是"冬病夏治"的一种疗法。三伏日,是一年中最热的日子,指夏至以后的第三个庚日、第四个庚日和立秋后的第一个庚日。即从夏至后第三个"庚"日算起,初伏为10天,中伏为10天或20天,末伏为10天。"冬病夏治"是根据《素问·四气调神论》中"春夏养阳"的原则。"冬病"指某些好发于冬季,或在冬季加重的病变,此种病的易感人群为虚寒体质者。"夏治"指将冬天好发、阳气虚弱的疾病于未发病或病情缓解期,在阳气旺盛的夏季进行治疗和调摄,会取得事半功倍的效果,入冬后会少发病或不发病。

选用频率较高的贴敷穴位主要有膀胱经的背俞穴,如肺俞、脾俞、肾俞;任脉的膻中穴;督脉的大椎穴和某些经外奇穴,如定喘等。

贴敷药物多选用化痰平喘、辛温通散、祛风活血类药物,应用较为广泛的是《张氏医通·诸气门》中的消喘膏,由白芥子、甘遂、细辛、玄胡索等组成,或以此方为基础加减用药。

（戴　雪　权晓玲）

第八章

湿 敷 法

中药湿敷法（chinese medicinal moist compress）是根据患者病情采用中草药煎汤或取汁后，用浸透药液的无菌纱布直接敷于局部的一种治疗方法。

【目的】　通过湿敷的物理作用和药物对患处的药效作用，达到疏通腠理、清热解毒、消肿散结的治疗目的。

【适应证】　静脉炎、肢体关节扭挫伤、筋骨劳损、疮疡、肿毒、皮肤红肿疼痛等。

【禁忌证】　疮疡脓肿迅速扩散者不宜使用。

【评估】

步骤	图示
1. 患者年龄、病情、既往史、用药史及药物过敏史 　2. 患者的体质、湿敷部位的皮肤情况及对温度的敏感程度 　3. 患者文化程度、目前心理状态、合作程度（图 8-1）	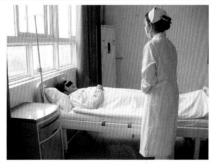 图 8-1　评估患者

【操作准备】

步骤	图示
1. 环境准备　环境整洁，光线充足，温度适宜，注意遮挡，保护患者隐私 　2. 物品准备　治疗单，治疗盘内备盛有中药（遵医嘱制备相应的中药液）的无菌治疗碗、敷布（由4～6 层无菌纱布制成）、纱布、卵圆钳 2 把、水温计、治疗盘外备弯盘、橡胶单、一次性治疗巾等（图 8-2） 　3. 护士准备　衣帽整齐，洗手，戴口罩 　4. 患者准备　核对患者基本信息，做好解释，以取得患者和（或）家属对执行该操作的知情同意及配合	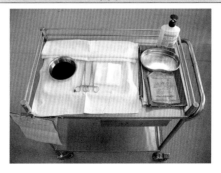 图 8-2　用物准备

【操作程序】

步骤	图示
1. 协助患者取安全舒适体位,暴露湿敷部位,将橡胶单垫于湿敷部位下,一次性治疗巾垫于橡胶单之上,弯盘放于湿敷部位旁。注意保暖,保护患者隐私。根据医嘱确定湿敷部位和湿敷药液(图 8-3)	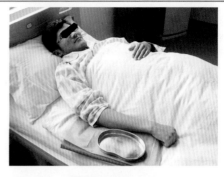 图 8-3　确定部位
2. 测量药液温度,温度以 38~40℃ 为宜(图 8-4)	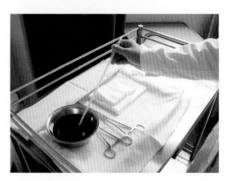 图 8-4　测量药液温度
3. 用卵圆钳夹取敷布在药液中浸湿(图 8-5)	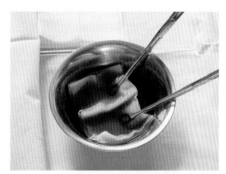 图 8-5　浸湿敷布
4. 将浸湿的敷布用卵圆钳取出,稍加拧挤至不滴水为度(图 8-6)	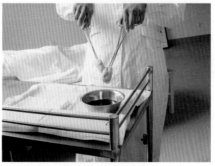 图 8-6　拧干敷布

续表

步骤	图示
5. 抖开敷布,覆盖于湿敷部位,整理敷布,使之平整并紧贴于皮肤,敷布大小应与湿敷部位大小适宜(图8-7)	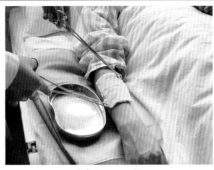 **图 8-7** 湿敷
6. 注意观察患者湿敷部位的皮肤变化,如出现苍白、红斑、水疱、痒痛或破溃等症状时,立即停止治疗,报告医师,配合处理。每5～10分钟更换敷布一次,敷布要保持湿润。一般每日湿敷2～3次,每次30～60分钟(图8-8)	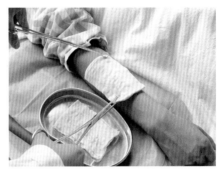 **图 8-8** 更换敷布
7. 后续处理 　(1)湿敷结束,取下敷布置于弯盘内,以无菌干纱布擦干局部药液,再次观察局部皮肤(图8-9) 　(2)撤去弯盘、一次性治疗巾、橡胶单,协助患者整理好衣着,整理床单位,告知注意事项,再次核对医嘱 　(3)按规定分类处理用物 　(4)洗手,记录	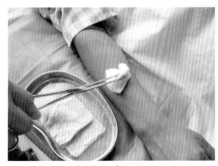 **图 8-9** 清洁皮肤

【知识拓展】

中药湿敷法的注意事项

1. 药液的温度以38～40℃为宜,温度过高容易导致烫伤。

2. 浸湿的敷布从药液中取出,应拧至不滴水为宜,避免药液污染被服。

3. 伤口部位湿敷时,应按无菌操作进行,操作后按换药法处理伤口。

4. 所用物品须消毒,避免交叉感染。

5. 湿敷过程中,注意观察湿敷部位的皮肤变化,如出现苍白、红斑、水疱、痒痛或破溃等症状时,立即停止治疗,报告医师,配合处理。

6. 湿敷结束后,嘱患者不要立即外出活动,防止湿敷部位受凉而降低湿敷效果。

(杨翔宇　吴晨曦)

第九章 中药泡足法

中药泡足法(Chinese medicinal foot soaking)是将中药煎煮后取汁进行足部泡洗的一种外治方法。

【目的】 利用药液的温热作用,疏松腠理,活血通络,使药物透过皮肤、毛孔进入人体,通过经络传递,输布全身而发挥药效,达到疏通经络、调整阴阳、温煦脏腑、促进气血运行的目的。

【适应证】 内、外、妇、儿、皮肤、五官科等多种病证,如头晕、失眠、月经不调、痛经、风湿性关节痛、小儿遗尿、足癣等。

【禁忌证】 出血性疾病、急性感染性疾病、心脑血管疾病急性期的患者、脏器功能衰竭者、中药过敏者禁用;足部有外伤、水疱、溃疡、水肿者禁用;妇女月经期、孕妇禁用。

【评估】

步骤	图示
1. 患者病情、既往史、用药史及药物过敏史 2. 患者足部皮肤情况、对温度的敏感程度(图 9-1) 3. 患者文化程度、目前心理状态、合作程度	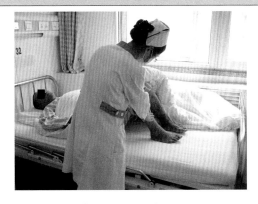 **图 9-1** 评估足部皮肤

【操作准备】

步骤	图示
1. 环境准备　环境整洁,光线明亮,温度适宜 2. 物品准备　足浴器、药液、水壶、治疗盘(内放泡洗袋、水温计)、毛巾、浴巾、治疗本等(图9-2) 3. 护士准备　衣帽整齐,洗手,戴口罩 4. 患者准备　核对患者基本信息,向患者解释操作步骤、泡足所需的时间、注意事项及配合要点,以取得患者和(或)家属对执行该操作的知情同意及配合。嘱患者排空大、小便,协助患者取安全舒适体位	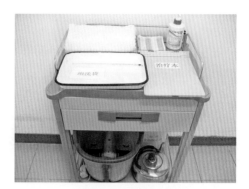 图9-2　物品准备

【操作程序】

步骤	图示
1. 向足浴器中倒入38℃以下的温水,水量约占足浴器容积的2/3,将一次性泡洗袋置于足浴器内,把泡洗袋套于足浴器的边缘处并固定(图9-3)	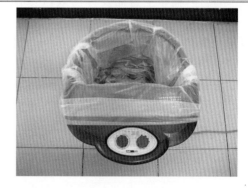 图9-3　固定泡洗袋
2. 遵医嘱将中药液倒入泡洗袋内,接通电源,开启功能键,将温度旋钮调至38～42℃,加热药液(图9-4)	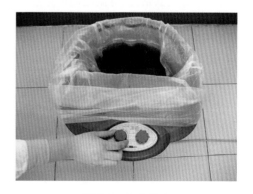 图9-4　加热药液

步骤	图示

3. 患者取舒适坐位,充分暴露泡洗部位,注意保暖(图9-5)

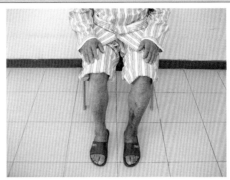

图 9-5　暴露泡洗部位

4. 根据医嘱确定泡足的温度及时间,测量药液温度(图9-6)。儿童、老人、足部感觉迟钝者泡洗液温度不宜过高,以免烫伤

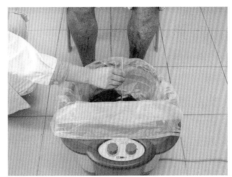

图 9-6　测量药液温度

5. 协助患者进行泡足,时间为30～40分钟,皮肤浅薄者、年老者及对温度不敏感的患者泡洗时间不宜过长(图9-7)

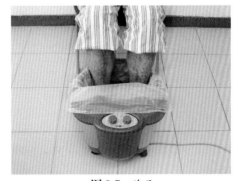

图 9-7　泡足

6. 泡足过程中,注意观察患者泡洗局部的皮肤情况以及神志、面色、汗出等情况,如发现异常,立即停止泡足,对症处理(图9-8)

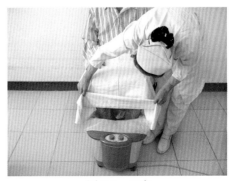

图 9-8　观察

续表

步骤	图示
7. 后续处理 （1）泡足完毕，按停止键，关闭电源。用温水冲去足部药液（图 9-9），协助患者用毛巾擦干双足，着袜，取舒适体位，告知注意事项，再次核对医嘱 （2）按规定分类处理用物，避免交叉感染 （3）洗手，记录	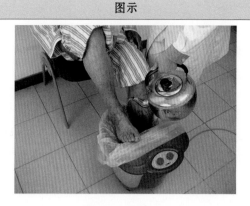 图 9-9　清洁足部

【知识拓展】

中药泡足法的注意事项

1. 所用物品需清洁消毒，避免交叉感染。

2. 泡足应以微微汗出为宜，不可大汗淋漓，以防"气随汗脱"。

3. 告知患者在泡足过程中不可自行调节温度，以免烫伤；不可自行站起，以免摔倒。

4. 观察患者泡洗部位的皮肤情况，注意有无过敏、破溃等。若发生烫伤，立即停止治疗，用凉水冲洗烫伤处以降低皮肤温度，报告医生，对症处理，以防感染。

（王艳华　杨晓玮）

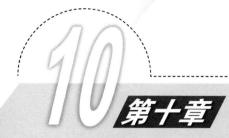

第十章 药 熨 法

药熨法（hot medicinal compress therapy）是将中药用白酒或食醋搅拌后炒热，装入布袋中，在患处或特定穴位适时来回移动或回旋运转，利用温热及药物作用达到治疗作用的一种方法。

【目的】　通过温热之力，将药性透过体表毛窍渗入经络、血脉，从而达到温经通络、活血行气、散寒止痛、祛瘀消肿等作用。

【适应证】　脾胃虚寒引起的胃脘疼痛、泄泻、呕吐等症状；局部瘀血、肿痛等；风湿痹证引起的关节冷痛、麻木、沉重、酸胀；跌打扭伤引起的腰背不适等。

【禁忌证】　实热证者、神昏者、局部无知觉或感觉减退者禁用。皮肤有过敏、溃疡、炎症、水肿处；肿瘤或身体大血管处；孕妇腹部及腰骶部等均不宜应用。

【评估】

步骤	图示
1. 患者年龄、当前主要症状、既往史、用药史及药物过敏史 2. 女性患者应了解月经、是否妊娠等情况 3. 患者体质及热熨部位的皮肤情况、患者知觉的敏感度 4. 患者文化程度、心理状况、合作程度（图 10-1）	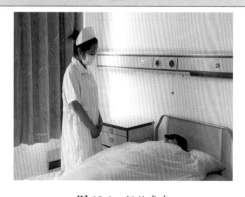 图 10-1　评估患者

【操作准备】

步骤	图示
1. 环境准备　环境整洁,光线明亮,温度适宜 2. 药物准备　遵医嘱制备药熨袋。核对药物,将药物用白酒或食醋搅拌后置于锅中,用文火炒至 60~70℃,装入备好的双层纱布袋中(图10-2),用大毛巾包裹保温。炒药时如加入白酒,需将炒锅离开热源,以免发生危险	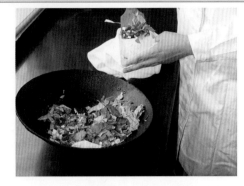 图10-2　药物准备
3. 物品准备　治疗盘、遵医嘱准备的药熨袋、凡士林、棉签、纱布、治疗本等(图10-3) 4. 护士准备　仪表大方,衣帽整齐,洗手,戴口罩 5. 患者准备　核对患者基本信息,做好解释,以取得配合。嘱患者排空小便,协助患者取安全舒适体位	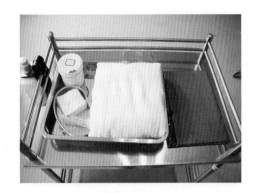 图10-3　药熨用物

【操作程序】

步骤	图示
1. 充分暴露药熨部位,注意保暖,必要时床帘遮挡患者。根据医嘱确定药熨部位(图10-4)	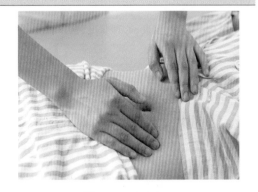 图10-4　确定部位

步骤	图示
2. 在患者药熨部位皮肤涂凡士林,试温(图 10-5)。药袋温度宜在 50~60℃,年老者、婴幼儿不宜超过 50℃	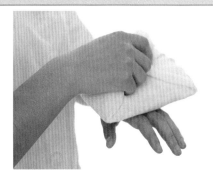 **图 10-5**　试温
3. 将药袋置于患处熨敷,随时移动药袋,用力均匀,来回推熨(图 10-6)。开始时用力轻而速度快,随着药袋温度的降低,在用力增加的同时减慢速度。当药袋温度过低时,及时加温或更换药袋。每次热熨 15~30 分钟,每日 1~2 次	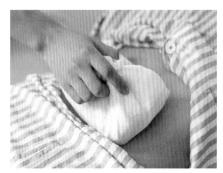 **图 10-6**　药熨
4. 药熨过程中应询问患者感受并随时观察患者局部皮肤变化(图 10-7)。若患者感到局部疼痛或皮肤出现水疱,应立即停止操作,并及时对症处理	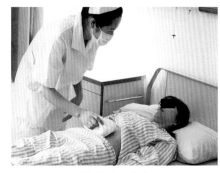 **图 10-7**　观察
5. 后续处理 (1)药熨后,用纱布擦净局部皮肤(图 10-8),再次观察有无皮肤损伤。协助患者取舒适体位,整理床单位。告知患者注意避风保暖,不可疲劳,饮食宜清淡,再次核对医嘱 (2)按规定分类处理用物 (3)洗手,详细记录药熨法过程、治疗前后情况等,并签名	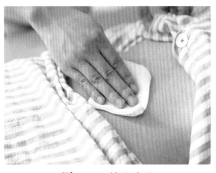 **图 10-8**　擦拭皮肤

【知识拓展】

药熨法属于热熨疗法。热熨法是指采用药物和适当的辅料经过加热处理后,熨敷于患部或腧穴的一种治疗方法。除药熨法外,热熨法还包括热水袋熨法、葱熨法、盐熨法、醋熨法、坎离砂熨法等。各种方法虽采用药物或辅料不同,但其功效范围、操作方法均大同小异,可举一反三。

临床应根据不同病情,选择适当的药物和适当的辅料。盐熨法选用颗粒大小均匀的大青盐或海盐,尤其适用于脾肾亏虚的慢性胃痛、腹泻,肾气不足或肾阳亏耗的癃闭、耳鸣、头晕等病证。葱熨法常用于治疗跌仆伤损、产后尿潴留等病证。葱盐熨可合用,适于各种风寒痛证,以及气滞血瘀所致的疼痛等。药熨以醋为辅料,可引药入肝经,并发挥散瘀止痛之效,常用于治疗痛经、骨质增生、椎间盘突出等病证。药熨以白酒为辅料,可使腠理疏通,加强温经散寒、化瘀行气之功,常用于治疗风寒湿痹、慢性踝关节扭伤、膝骨关节炎等病证。坎离砂由当归、川芎、防风、透骨草、铁屑等组成,可自行发热,具有祛风散寒、活血止痛的功效,坎离砂熨法常用于治疗风寒湿痹、四肢麻木、关节疼痛等病证。

(肖雯晖)

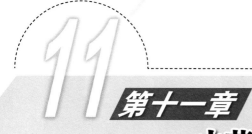

第十一章
中药离子导入法

中药离子导入法（Chinese medicinal iontophoresis method）是将浸有中药药液的贴片放置在人体穴位或患处，把药物离子导入仪的电极板放于药贴上，通过药物离子导入仪输出的直流电，使中药离子经皮肤、黏膜进入人体，直接作用于病变部位，达到治疗疾病目的的一种外治法。

【目的】 通过药物吸收与电刺激穴位双重治疗效应，以达到活血化瘀、疏通经络、解痉止痛、祛风除湿、调节脏腑的目的。

【适应证】 风寒湿痹、关节肿痛、骨质增生、神经痛、盆腔炎等。

【禁忌证】 危重、高热、过敏性体质、出血倾向、活动性肺结核、妊娠妇女、精神病患者；严重心功能不全、装有心脏起搏器或治疗部位有金属异物者；对电刺激治疗不耐受的患者不宜使用。

【评估】

步骤	图示
1. 患者年龄、病情、用药史及药物过敏史 2. 女性患者是否处于妊娠期 3. 患者施治部位的皮肤情况（图 11-1） 4. 患者意识、心理状态、合作程度	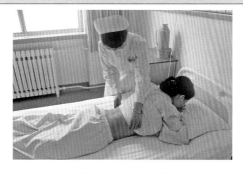 **图 11-1** *评估患者*

【操作准备】

步骤	图示
1. 环境准备　环境整洁，光线明亮，温度适宜，注意遮挡 2. 物品准备　治疗仪（图 11-2），治疗盘内放贴片、中药液、纱布、治疗单等（图 11-3） 3. 护士准备　衣帽整齐，洗手，戴口罩 4. 患者准备　核对患者基本信息，解释操作的目的，告知患者所用中药的作用及可能产生的副作用；在治疗中可能会出现的感觉及治疗的时间等，以取得患者和（或）家属对执行该操作的知情同意及配合	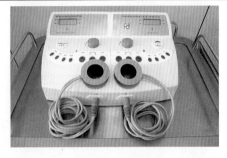 图 11-2　治疗仪 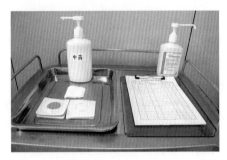 图 11-3　用物准备

【操作程序】

步骤	图示
1. 检查治疗仪各导线连接是否紧密，接通电源，预热机器 2. 协助患者取安全舒适体位，并告知患者在治疗过程中不要移动体位，以免发生意外。松解患者衣着，充分暴露治疗部位皮肤，必要时床帘遮挡，根据医嘱确定治疗部位（图 11-4）	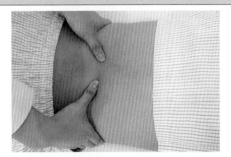 图 11-4　确定部位
3. 将中药药液滴在药贴棉垫上，充分浸润，以不流出为宜（图 11-5）	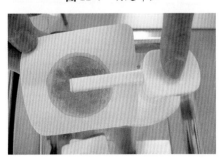 图 11-5　准备药贴

步骤	图示

4. 撕去药贴四周的防黏纸,将浸润中药药液的贴片敷于相应部位(图 11-6)

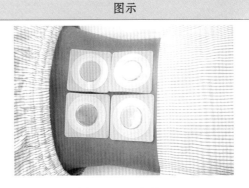

图 11-6 贴敷药贴

5. 将治疗仪的电极板吸附于贴片上(图 11-7)

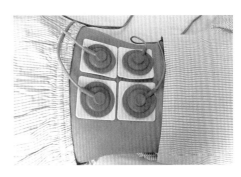

图 11-7 放置电极板

6. 根据医嘱调节治疗仪的参数设置,按下起始键,开始治疗(图 11-8)。治疗时间为 20～30 分钟

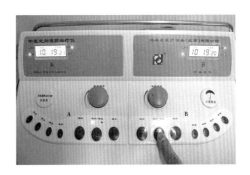

图 11-8 开始治疗

7. 治疗过程中,注意保暖,观察患者治疗反应(图11-9),评估患者的耐受程度,及时做出相应的调整。若有不适感觉,立即停止治疗

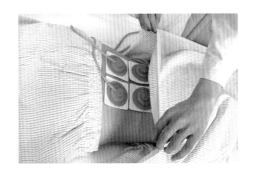

图 11-9 观察

续表

步骤	图示
8. 治疗完毕,治疗仪发出停止警报,并自动停止工作,取下治疗仪的电极板,关闭电源(图 11-10)	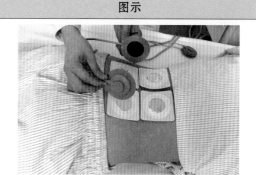 **图 11-10** 取下电极板
9. 揭去药物贴片(图 11-11)	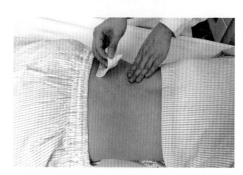 **图 11-11** 揭去贴片
10. 后续处理 (1)用纱布清洁贴敷处皮肤(图 11-12)。协助患者穿衣,取舒适体位,整理床单位,告知注意事项,再次核对医嘱 (2)按规定分类处理用物 (3)洗手,记录治疗时间、局部皮肤情况等	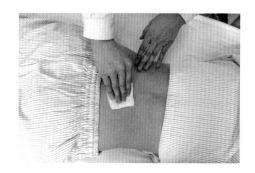 **图 11-12** 清洁皮肤

【知识拓展】

中药离子导入法治疗常见疾病的临床取穴

1. 盆腔炎　穴位:双侧维道、天枢、关元、三阴交、归来等。

2. 支气管炎、哮喘　穴位:双侧肺俞、定喘、风门、中府、膻中等。

3. 腹泻、消化不良、厌食　穴位:神阙、大肠俞、脾俞、胃俞、中脘、下脘、梁门、足三里等。

4. 膝关节炎　穴位:阿是穴、关节局部。

(权晓玲　戴　雪)

12

第十二章

蜡 疗 法

蜡疗法（wax therapy）是指将医用蜡加热溶化后，涂抹贴敷于人体体表或穴位，以达到防治疾病目的的一种外治方法。

【目的】 将加热的医用蜡贴敷于人体体表或穴位上，产生刺激作用或温热作用，使局部血管扩张，血流加快而改善周围组织的营养，促进组织愈合；或起到温通经络、行气活血、祛湿散寒的作用，而达到温中散寒、消肿止痛之功效。此外，热蜡在冷却过程中，体积渐渐缩小，产生柔和的机械压迫作用，能防止组织内的淋巴液和血液渗出，从而促进渗出液的吸收。

【适应证】 肌肉、软组织损伤；关节功能障碍；神经性疼痛；术后康复训练治疗；各种慢性炎症等。

【禁忌证】 婴幼儿，高热、恶性肿瘤、结核、甲状腺功能亢进、肾功能不全、有出血性倾向者，皮肤感染处禁用。

【评估】

步骤	图示
1. 患者年龄、病情、既往史 2. 患者文化程度、目前心理状态、合作程度 3. 告知患者蜡疗目的及注意事项（图 12-1）	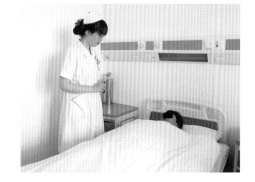 **图 12-1** 评估患者

步骤	图示
4.患者蜡疗部位的皮肤情况、对温度的敏感程度(图 12-2)	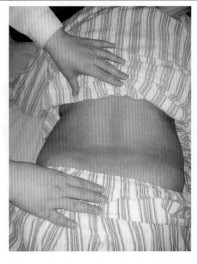图 12-2 评估皮肤

【操作准备】

步骤	图示
1.环境准备 环境整洁,光线明亮,温度适宜,注意遮挡 2.物品准备 (1)治疗单、电源线、蜡袋、一次性治疗巾等(图 12-3)	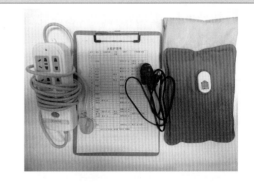图 12-3 蜡疗用物
(2)充电预热:检查用物是否完好,将蜡袋基座向上平放充电,加热 30 分钟,见电源指示灯中的绿灯亮而黄灯熄灭,先拔除电源插头,再拔除连接蜡袋的插头,轻摇蜡袋,检查各部位有无漏蜡情况。蜡袋充电完成后宜放置 3～10 分钟,温度不超过 50℃,以手触摸温热为宜(图 12-4) 3.护士准备 衣帽整齐,洗手,戴口罩	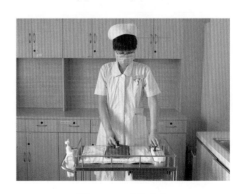图 12-4 预热充电

步骤	图示
4. 患者准备　核对患者基本信息,做好解释,以取得患者和(或)家属对执行该操作的知情同意及配合。协助患者取安全舒适体位(图12-5)	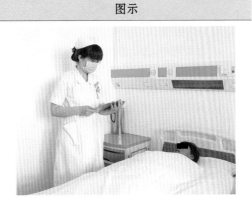 图 12-5　患者准备

【操作程序】

步骤	图示
1. 根据医嘱确定蜡疗部位,松解患者衣着,暴露局部皮肤,用一次性治疗巾包裹蜡疗袋 2. 将蜡袋置于所需部位,询问患者主观感受,必要时粘合粘扣加以固定(图12-6)	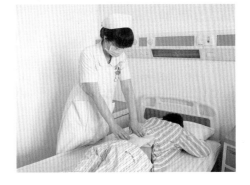 图 12-6　放置蜡袋
3. 记录治疗时间。经常巡视并询问患者感受,随时观察患者局部皮肤变化,治疗时间视病情及患者体质而定,一般为15～20分钟(图12-7)	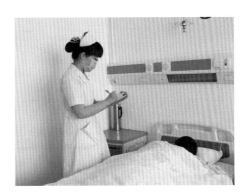 图 12-7　记录时间

续表

步骤	图示
4. 后续处理 　　(1)治疗完毕,去除蜡疗袋,观察患者治疗部位皮肤情况 　　(2)协助患者取舒适体位,整理床单位,告知注意事项,再次核对医嘱(图 12-8) 　　(3)整理用物,洗手并记录	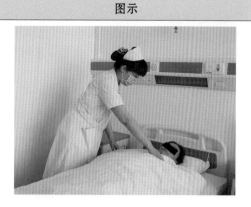 **图 12-8**　整理床单位

【知识拓展】

使用蜡疗袋的注意事项

1. 蜡疗时,不可将蜡袋放置于腋下、腹股沟处,以免发生烫伤。对于感觉迟钝者,如老年人、昏迷患者,蜡袋温度不宜过高。

2. 使用蜡袋时,禁止重压、折叠、揉搓。需使用一次性治疗巾包裹,不可将蜡袋与皮肤直接接触。

3. 治疗过程中,询问患者的感受,注意观察蜡疗部位的皮肤情况,发现局部潮红应停止使用,并涂抹凡士林或湿润烧伤膏。

(许慧荣)

参考文献

1. 陈佩仪.中医护理学基础.北京：人民卫生出版社,2012.

2. 孙秋华,孟繁洁.中医护理学.北京：人民卫生出版社,2012.

3. 郝玉芳,陈锋.中医护理学基础(双语教材).北京：人民卫生出版社,2009.

4. 张素秋,石福霞.中医护理技术操作常规.北京：人民军医出版社,2011.

5. 陆寿康.刺法灸法学.第2版.北京：中国中医药出版社,2007.

6. 孙秋华.中医护理学.第3版.北京：人民卫生出版社,2012.

7. 陈岩.中医养生与食疗.北京：人民卫生出版社,2012.

8. 张翠娣.临床常用中西医护理技术操作教程.北京：清华大学出版社,2012.

9. 东贵荣.刺法灸法学.第9版.北京：中国中医药出版社,2012.

10. 赵吉平,王燕平.针灸学图表解.第2版.北京：人民卫生出版社,2011.

11. 郭长青,杨淑娟.图解穴位贴敷疗法.北京：中国医药科技出版社,2012.

12. 朱现民,刘淹清.奇效冬病夏治.郑州：河南科学技术出版社,2010.

13. 刘磊.中国传统特色疗法丛书：穴位贴敷疗法.北京：中国医药科技出版社,2012.

14. 沈学勇.经络腧穴学.北京：中国中医药出版社,2008.

15. 孔垂成.中华现代刮痧教程.第2版.北京：中国医药科技出版社,2010.

16. 崔承斌,欧阳颀.图解刮痧疗法.北京：人民军医出版社,2007.

17. 李丽萍,陈佩仪.临床基础护理技术.上海：上海科学技术出版社,2010.

18. 李冰,朱江.护理技能操作标准与语言沟通.北京：人民军医出版社,2009.

19. 戴丽文.酒熨疗法治疗慢性踝关节扭伤36例临床观察.浙江中医杂志,2012,46(2):117.

20. 徐翠芝.五苓散加味合盐葱熨脐法治愈产后癃闭三则.中国中医急症,2002,11(1):72.

21. 姚红燕,王永军.石蜡疗法的临床应用进展.中国现代医药杂志,2009,11(9):132-133.

22. 梁传荣.实用中医护理常规与操作技能.北京：军事医学科学出版社,2008.

23. 龙彬.中药足浴的方法及护理要点.中国民族民间医药,2011,21:136,138.

24. 林毓霞.中药足浴的方法及护理要点.现代中西医结合杂志,2002,11(22):2295.

25. 中华中医药学会.中医护理常规技术操作规程.北京：中国中医药出版社,2006.

26. 贾春华.中医护理.北京：人民卫生出版社,2001.